Die

Grundsätze des Turnbetriebes

in der

städtischen Turnhalle

in

Berlin.

Von

Eduard Angerstein,

Dr. med., pract. Arzt, Stabsarzt, städt. Ober-Turnwart und Dirigenten
der städt. Turnhalle in Berlin.

„Wäre es nröglich, das deutsche Streben nach idealer Bildung und deutsche Wissenschaftlichkeit mit englischer Charakterbildung zu vereinigen, so wäre damit ein Ideal der Jugendbildung erreicht, welches christliche Zeiten noch nicht in der Wirklichkeit gesehen haben, und das vielleicht nur Einmal erreicht worden ist, in den besten Zeiten von Hellas.“

Dr. L. Wiese, deutsche Briefe uber engl. Erziehung.

Berlin.
Druck und Verlag von Georg Reimer.
1867.

„Die Turnkunst soll die verloren gegangene Gleichmäßigkeit der menschlichen Bildung wieder herstellen, der bloß einseitigen Vergeistigung die wahre Leibhaftigkeit zuordnen, der Ueberverfeinerung in der wiedergewonnenen Mannlichkeit das nothwendige Gegengewicht geben, und im jugendlichen Zusammenleben den ganzen Menschen umfassen und ergreifen."

Jahn und Eiselen, deutsche Turnkunst.

Vorwort.

Nachdem in neuerer Zeit ungünstige Urtheile über die städtische Turnhalle in Berlin und den Unterrichtsbetrieb in derselben durch öffentliche Blätter zur Kenntniß des Publikums gebracht worden sind, könnte sich bei Denen, welche die Turnhalle und die in derselben geübte Thätigkeit genügend kennen zu lernen, bisher keine Gelegenheit gehabt haben, die irrige Meinung verbreiten, als sei in der Einrichtung und Leitung der Turnhalle nicht mit der nothwendigen Sachkenntniß, Erfahrung und Gewissenhaftigkeit zu Werke gegangen.

Der Entstehung oder Verbreitung einer solchen Meinung nach Kräften entgegen zu wirken, halte ich — als Dirigent der Turnhalle, welchem die technische Einrichtung und Verwaltung derselben übertragen war, — für meine Pflicht, da ich mir bewußt bin, mit gewissenhafter Benutzung längerer und eingehender Erfahrungen auf turnerischem Gebiete, und mit dem guten, ehrlichen Willen, für die Erziehung eines Theiles unsrer Berliner Jugend ein nützliches Werk zu unternehmen, die Grundsätze für die Einrichtung und Thätigkeit der Berliner Turnhalle aufgestellt und ausgeführt zu haben, und da ich ferner die feste

Ueberzeugung habe, daß die Erfolge der hiesigen Turnhalle sich dreist neben die anderer Turnanstalten stellen können.

In der vorliegenden Schrift werden die Einrichtungen der Turnhalle, die Grundsätze, welche zu denselben geführt haben, sowie die äußeren Verhältnisse, unter denen jene Einrichtungen in's Leben traten und bestanden, einfach und wahr dargestellt.

Mögen die geehrten Leser nachstehender Zeilen in dieser Darstellung Anregung, Stoff und Gelegenheit finden, sich selber ein Urtheil über die städtische Turnhalle in Berlin und den Betrieb in derselben zu bilden.

Berlin, den 2. Januar 1867.

E. Angerstein.

I.

Die Aufgabe der Erziehung ist harmonische Entwicklung des ganzen Menschen.

Der Mensch stellt sich in zwei, zwar nothwendig zu einander gehörigen, untrennbaren, aber doch von einander verschiedenen Seiten seines Wesens, in Körper und Geist, dar. Im Geistesleben des Menschen treten wiederum die zwei von einander verschiedenen Sphären des Verstandes und des Gemüthes hervor.

Die Aufgabe der Erziehung ist daher, Verstand, Gemüth und Körper des Menschen harmonisch zu entwickeln.

Zur Lösung dieser Aufgabe sind die Familie und die Schule berufen.

Der Familienerziehung fallen fast ausschließlich die ersten sechs bis sieben Lebensjahre des Menschen anheim, später tritt sie — besonders in der Verstandesbildung — gegen die Schulerziehung zurück, leider aber oft zu sehr, da *sie* vor Allem geeignet ist, die Gemüthsbildung zu fördern und auch auf die körperliche Entwicklung einzuwirken.

Mit dem Eintritt in das schulfähige Alter ist der Mensch der Schulerziehung übergeben, und die Vertreter der Schule nehmen für sich das Recht und die Fähigkeit in Anspruch, die weitere Erziehung vorzugsweise zu leiten. Eine solche Forderung der Schulmänner, Lehrer und Pädagogen legt ihnen nothwendig die Pflicht auf, das zu leisten, wozu sie vor Allen berufen sein wollen.

Ist nun in der That die Schule berechtigt und befähigt, und genügt sie der Pflicht: den jungen Menschen harmonisch, d. h. seinen Verstand, sein Gemüth und seinen Körper gleichmäßig zu entwickeln?

Nein; die Schule, wie sie jetzt ist, nicht!

Die Schule entwickelt fast ausschließlich den Verstand des Schülers. Sie wirkt weit überwiegend mit allen ihren Unterrichtsgegenständen und Erziehungsmitteln auf die Sphäre der Vorstellungen, des Denkens und Urtheilens ein; schwach ist ihre Einwirkung auf das Gemüthsleben, auf die Triebe und Strebungen des Seelenlebens, auf die Willenssphäre; schwach ist auch ihre Einwirkung auf die Entwicklung des Körpers. Ueberall bevorzugt die Schule diejenigen Unterrichtsgegenstände, welche wesentlich zur Verstandesbildung beitragen, als Sprachen und Mathematik, und behandelt auch diejenigen, welche zum Theil sich für die Gemüthsbildung verwerthen lassen, wie die Naturwissenschaften, oder welche hauptsächlich zur Anregung des Gemüthslebens benutzt werden sollten, wie Geschichte, Religion, Gesang, meist formell und trocken — oft als bloßen Memorirstoff —.

Das einzige wesentliche Mittel der Einwirkung auf die Gemüthsseite des Schülers ist die Zucht und Ordnung der Schule. Aber freilich läßt in der jetzigen Form auch dieses Mittel, wie die meisten anderen, den Schüler überall in Passivität, indem es von ihm stillen Gehorsam gegen die Gesetze der Schule fordert, dieser Passivität (der Negation des Willens) aber kein entsprechendes Gegengewicht in kräftiger Ausbildung der Willensthätigkeit gegenüber stellt. Die häuslichen Arbeiten sind nicht völlig geeignet, Willen und Thatkraft zu entwickeln, weil sie meist keine freiwilligen, sondern aus äußerer Nöthigung hervorgehende Thätigkeiten enthalten, meist auch (etwa mit Ausnahme der Aufsätze) keine freie Production, sondern höchstens eine Reproduction des gegebenen Stoffes bedingen, wie denn überhaupt die Schule den Schüler — über das durch die Umstände gebotene Maaß hinaus — mehr receptiv als productiv sein läßt.

„Die Vortheile der besseren Methoden gehen uns heut zu Tage darum so oft verloren, weil in demselben Maaße, als jene besser geworden sind, nicht sowohl der Fleiß als die ausdauernde Selbstthätigkeit geringer geworden ist. Die glänzendste Zeit von Schulpforte, auch in den Erfolgen für Charakterbildung, war die des freieren Selbststudiums, wo bei dürftigen Hülfsmitteln die jungen Leute auf einem bestimmten, wenn auch beschränkten, Gebiet sich durch eigene Anstrengung heimisch gemacht hatten." (Dr. L. Wiese, deutsche Briefe über englische Erziehung.)

Was die körperliche Entwicklung des Schülers betrifft, so ist alle geistige Thätigkeit der Schule für dieselbe nicht nur völlig unwirksam, sondern derselben gerades Weges schädlich, insofern das — allerdings nicht zu beseitigende, aber doch zu beschränkende — Sitzleben in der Schulklasse und bei den häuslichen Arbeiten die zur gesundheitsgemäßen Ausbildung des Körpers hauptsächlich in der Jugend so nöthige leibliche Bewegung und Thätigkeit auf ein fast werthloses Minimum einschränkt; insofern außerdem durch die bei vielen Thätigkeiten des Schülers (beim Schreiben, Zeichnen u. dgl.) angenommene Körperhaltung einer einseitigen leiblichen Verbildung Vorschub geleistet wird.

Aber es giebt ein Unterrichts- und Erziehungsmittel, welches überaus geeignet ist, gerade in denjenigen Richtungen nützlich und förderlich zu wirken, in welchen die Schule nach obigen Ausführungen eine in geistiger Beziehung ungenügende und in körperlicher Hinsicht mit Schaden verbundene Thätigkeit entfaltet.

Dieses Mittel ist das Turnen.

Das Turnen bewirkt zunächst eine gleichmäßige Ausbildung des Körpers, und giebt in der Regelung des Stoffwechsels und der Functionen der körperlichen Organe die Grundlage einer guten Gesundheit. Freilich muß das Turnen, um so zu wirken, in der theoretisch längst anerkannten Abwechselung der verschiedenen Körperthätigkeiten auch dem Zustande und den Kräften des Körpers angemessen betrieben werden; es darf einerseits keine ungebührlichen Anforderungen an den Schüler (zumal an den schwachen und ungelenken) stellen, andrerseits aber durch schlaffen oder pedantischen Betrieb die wirkliche Muskelarbeit (etwa zu Gunsten der Bequemlichkeit des Lehrers oder einer übertrieben steifen, durch die Sache selbst nicht bedingten und darum rein äußerlichen Ordnung) nicht unter das Maaß herabsetzen, welches ein lebensfrischer, bewegungsdurstiger Knabe verlangt und verlangen muß.

Das Turnen wirkt aber auch auf die geistige Sphäre des Menschen bildend ein. Weniger freilich auf die Verstandesentwicklung; und auf diese zu wirken, ist auch nicht sein Beruf. Denn für sie giebt es bereits jene zahlreichen und in dieser Beziehung wirksameren Lehrgegenstände des geistigen Unterrichts, die selbst schon fast über Gebühr die Verstandesbildung zu ihrer Aufgabe machen. Wenn einzelne Turnlehrer durch verwickelte Combinationen von Uebungen (etwa Frei- oder Ordnungsübungen) oder durch lange, viele Einzelheiten zusammenfassende Commando's (gewissermaßen Rechenexempel) die Schüler zur scharfen Aufmerksamkeit und zur schnellen Association von Vorstellungen nöthigen wollen, so liegt darin ein Verkennen der Aufgabe des Turnens. Denn dieses ist zuerst und unmittelbar Leibesübung, und die geistige Wirkung ist erst eine mittelbare, die — wenn sie in richtiger Weise eintreten soll — von selbst als eine nothwendige Folge des in bestimmter Weise ausgeübten Turnbetriebes kommen muß. Jener von uns getadelte Betrieb aber schwächt die Leibesübung als solche ab, weil in Folge der Ablenkung der Aufmerksamkeit auf die geistige Thätigkeit die körperlichen Bewegungen ohne die nöthige Energie ausgeführt werden.

Indessen entfaltet das Turnen, wenn es richtig betrieben wird, eine mittelbar und dem Schüler selbst unbewußt eintretende mächtige Wirkung auf das Gemüthsleben. Muth und Thatkraft, Beharrlichkeit und Ausdauer, Geistesgegenwart in wechselnden, schwierigen Lagen, Selbstständigkeit und zugleich auch Gemeinsinn sind die schönsten Blüthen lebensvollen Turnens. —

Aber die Schule hat das Turnen in den Kreis ihrer Thätigkeit gezogen. Somit besäße sie ja ein Mittel, jene Lücken in der Entwicklung des Gemüths und des Körpers auszufüllen! Freilich wohl, aber nur, wenn sie den Turnbetrieb demgemäß einrichtet, nicht aber, wenn sie in ihm nur ein Mittel formeller Dressur und Zucht sieht, welchem man wöchentlich zwei, dem Stundenplan mühsam abgerungene, Stunden schenkt. Wird das Turnen in dieser Weise behandelt, so verfehlt es gänzlich seinen Zweck, und wird nur ein Mittel mehr zu der einseitigen Wirkung der jetzigen Schulerziehung.

Das Turnen der Schulen ist nun bisher (mit wenigen glücklichen Ausnahmen) thatsächlich immer noch ungenügend gewesen, und wird auch voraussichtlich ungenügend bleiben, so lange man es nur als einen einzelnen, formell auszubildenden und zu verwerthenden Unterrichtsgegenstand, nicht aber als ein schwer wiegendes Erziehungsmittel, als eine Summe von Anregungen und Thätigkeiten betrachtet, die in ihrer Gesammtheit dem gesammten geistigen Unterricht als ausgleichendes Gegengewicht, als gleichberechtigte Hälfte der Erziehung an die Seite zu stellen sind. Eine solche Auffassung, wie sie in Griechenland in der besten Zeit völlig durchgeführt war, würde allerdings eine — auch von anderen Seiten geforderte — weitgreifende Reform aller unserer Schulverhältnisse bedingen. Aber ohne diese Reform scheinen mir alle Versuche, das Schulturnen zu heben, mögen sie auch mit dem besten Willen, den besten Kräften und Mitteln unternommen sein, doch nur ein Surrogat liefern zu können, welches zwar besser als das Frühere sein dürfte, aber doch nur so lange gut genug, bis das wirklich Gute möglich geworden.

II.

Auch in Berlin, welches ich zunächst bei dieser Betrachtung im Auge habe, hat sich trotz jahrelanger Bemühungen eine befriedigende Einrichtung des Turnwesens nicht sicher gestalten können.

Die Wahrheit dieser Behauptung sowie die Gründe für die ungünstige Lage des Berliner Schulturnens werden aus dem Folgenden hervorgehen.

Nachdem nach langer Unterdrückung das Turnen durch die Königl. Cabinetsordre vom 6. Juni 1842 als ein „nothwendiger und unentbehrlicher Bestandtheil der männlichen Erziehung in den Kreis der Volksbildungsmittel" aufgenommen worden, wurden mit H. F. Maßmann's Berufung nach Berlin dort drei große öffentliche Turnplätze (in der Hasenhaide, bei Moabit und im Eichenwäldchen vor dem schlesischen Thore) eingerichtet.

Diese Turnplätze, nur das Turnen im Sommer ermöglichend, boten zwar herrlichen Raum unter schattigen Bäumen zum Turnen. Aber sie waren vom Mittelpunkte der Stadt weit entfernt, und die

Zahl der Schüler für jeden einzelnen Platz war groß (es turnten mehrere höhere Schulen Mittwochs und Sonnabends Nachmittag zugleich auf demselben), und dieser Schülerzahl war die Zahl der Lehrer nur zu Anfang der Einrichtung angemessen, weil sich damals viel freiwillige Lehrkräfte aus Lust und Liebe zur Sache anboten. Diese erzielten bald ein herrliches, frisches und wohl geregeltes Turnleben. Aber nach dem Abgange vieler solcher freiwilligen Lehrer entsprach die noch übrigbleibende Lehrerzahl der großen Schülerzahl nicht mehr. Die nun zu Hülfe genommenen (meist erwachsenen) Vorturner vermochten oft nicht, die ihnen zugewiesene große Zahl von Schülern zu beherrschen und genügend zu beschäftigen. Die Schüler fingen an sich zu zerstreuen, der Besuch wurde unregelmäßig. Gegen Ende des Sommers blieb noch ein Häuflein Getreuer übrig, die immer mit Lust und Eifer geturnt hatten. Bei diesen konnte das Turnen seine Wirkungen entfalten, und hat es thatsächlich gethan. Ernste, tüchtige Arbeit am Turngeräth, heiteres, lebendiges Spiel, Gesang und Wanderungen an den Sonntagen waren, dem alten Jahn'schen Geiste gemäß, die freilich nicht ängstlich abgewogenen Mittel zur turnerischen Erziehung der Schüler. Trotz mancher Mangelhaftigkeiten, die jenen Plätzen anhafteten, waren letztere doch Stätten frischer Jugendfreude, die denen, welche auf ihnen wacker sich tummelten, eine unvertilgbare schöne Erinnerung für das ganze Leben hinterlassen haben. Somit haben diejenigen, welche auf diesen Plätzen als Lehrer wirkten (H. F. Maßmann, Feddern, Eiselen, Ballot, Böttcher, Lübeck, Berlich), doch — trotz der Ungunst der Verhältnisse — auf viele einzelne Schüler eine tiefgehende erzieherische Wirkung ausgeübt. Es war dies nur möglich durch die Aufopferungsfähigkeit und Begeisterung für ihren Beruf, durch die große Liebe zum Turnen und zur Jugend, durch Lehrertugenden, welche jene Männer (obgleich nicht Schullehrer, sondern nur turnerische Fachlehrer) überall zeigten *). — Im Winter wurden die turnenden Schüler der genannten

*) Dankbar erinnere ich mich noch jetzt meines damaligen Lehrers, W. Lübeck, der in Jahn'schem Geiste durch Wort und eigenes männliches Beispiel, wie ein väterlicher Freund, auf die Gemüther der Knaben und Jünglinge erzieherisch wirkte, und dessen Wirksamkeit — obgleich er wenig äußere Anerkennung gefunden hat — bei den meisten seiner Schüler, die ihm näher standen, eine so tiefgehende gewesen ist, daß sie den erzieherischen Gesammteinfluß, den neben der Lübeck'schen Einwirkung

Plätze in den Turnsälen Eiselen's und Lübeck's zu einem regsamen und wohlgeordneten Turnen angehalten. Aber der Mangel an Theilnahme für das Sommerturnen von Seiten der Aeltern und der Schüler bewog endlich (nach etwa zehn Jahren) die städtischen Behörden, von den beiden ihnen zugehörigen Plätzen den im Eichenwäldchen eingehen zu lassen, den Betrieb des Platzes bei Moabit aber durch Einschränkungen zu regeln. (Der Platz in der Hasenhaide wurde von königlichen Schulen benutzt, über welche den städtischen Behörden keine Verfügung zustand. Auf diesem Platze ist der Betrieb bis jetzt mit geringer Veränderung derselbe geblieben.)

Nunmehr wurde der Turnunterricht der meisten städtischen Schulen diesen selbst überwiesen. Nach Turnklassen geordnet turnten jetzt die Schüler auf meist gänzlich ungenügenden, der Schule zugehörigen oder anderweitig gemietheten Plätzen oder Sälen (zuweilen öffentlichen Tanzsälen), die sich unmittelbar bei oder in der Nähe der Schulanstalt befanden. Die Lehrer (der Forderung der Behörde gemäß nunmehr Schullehrer), zum Theil mangelhaft ausgebildet, meist ohne tieferes Interesse für die Turnsache, waren auf wenige Stunden gemiethet. Sie suchten sich ihre Arbeit leicht zu machen. Langweilige Freiübungen ohne Abwechselung (eine Stunde hindurch rechts und links um! u. dgl.) wurden den Schülern geboten, oder die Schüler turnten unter einem Vorturner am Geräth, und der Lehrer schaute, im Frack in der Nähe auf einem Stuhle sitzend, wohl gar beharrlich eine Cigarre rauchend, zu. Von Turnfahrten, diesem wichtigen Theile des Turnens, von einem Spiele, an welchem der Lehrer lebendig Theil nahm, war keine Rede mehr. So war es in vielen Fällen; wenige Lehrer (z. B. Rud. Schultze am Gymnasium zum grauen Kloster) machten eine löbliche Ausnahme.

Kein Wunder, daß unter solchen Umständen die Schüler keine

Schule und Haus auf den Schüler übten, als unbedeutend erscheinen ließ. Viele, die jetzt Männer geworden, sind sich wohl bewußt, daß sie die Grundlage ihrer männlichen Reife allein der turnerischen Erziehung, die sie durch Lübeck erhielten, verdanken. — Diese Erinnerung an die schöne Wirksamkeit Lübeck's war das Ideal, welches mir bei der Gründung der städtischen Turnhalle in Berlin vorschwebte. Günstigere äußere Verhältnisse schienen die Möglichkeit zu gewähren, die Mängel, an welchen die alte Einrichtung gekrankt hatte, entfernt zu halten, und doch alle ihre Vorzüge zu gewinnen. Und darnach strebte ich. —

Sympathie für das Turnen hegten, daß dasselbe viel geringere Erfolge erzielte, als auf jenen alten großen Turnplätzen.

Dieses Verhältniß mußte auffallen, und bei der zuständigen Behörde den Wunsch einer Veränderung und Verbesserung rege machen. —

Angeregt damals durch eigenes Interesse am Turnen, sowie durch Aufforderungen turnerischer Freunde legte der Verfasser dieser Zeilen (welcher in jener Zeit noch in keiner amtlichen Beziehung zu dem Berliner Schulturnen stand), den städtischen Behörden einen ausführlichen Plan zu einer Verbesserung des Turnwesens in Berlin vor (im Mai 1860). Ueber den Turnbetrieb heißt es in diesem Plane unter Anderem: „Die Art des Unterrichts müßte nach den Grundsätzen der Jahn-Eiselen'schen Schule mit Berücksichtigung der Spieß'schen Frei- und Ordnungsübungen geregelt werden, und zwar so, daß Turnklassen hauptsächlich nach dem Maaßstabe der körperlichen Entwicklung und nur nebenbei mit Berücksichtigung der Schulklassenstellung des Schülers eingerichtet würden." *) Es wurde außerdem angenommen, daß die Zahl der gleichzeitig in einem Raume turnenden Schüler 500 betragen könne, daß diese in 8 Abtheilungen zu theilen wären, deren jeder ein Turnlehrer vorstehen sollte. Jede Abtheilung sollte wiederum in 4 Riegen zerfallen, und jeder Riege ein Vorturner vorgesetzt sein, so daß immer 4 Vorturner mit ihren 4 Riegen unter der speciellen Aufsicht eines Lehrers ständen.

Veranlaßt durch das erwähnte Vorgehen von meiner Seite legte bald nach demselben auch der Turnlehrer Herr Kluge dem Magistrat Verbesserungsvorschläge für das Turnen vor, die sich in einigen wesentlichen Punkten von den ersteren unterschieden. Während ich ein Hauptgewicht auf ein Riegenturnen unter Vorturnern nach Jahn-Eiselen'scher Weise lege, giebt Herr Kluge dem Spieß'schen Commandoturnen ohne Vorturner, nur vom Lehrer geleitet, den Vorzug. Während ich als Eintheilungsprincip die körperliche Entwicklung der Schüler annehme, will Herr Kluge die Schulklasse zugleich als Turnklasse gelten lassen. Während ich gleichzeitig in demselben Raume eine große Zahl

*) Für diejenigen Leser, welchen die verschiedenen Turnschulen und Systeme nicht bekannt sind, folgt eine kurze Darstellung des Wesens derselben im Anhange, Beilage A.

von Schülern, bei passender Eintheilung und reichlicher Lehrkraft (500 Schüler auf 8 Lehrer und 32 Vorturner vertheilt), turnen lassen will, sollen nach Herrn Kluge's Forderung 60 Schüler in einem kleineren Saale nur unter Leitung eines Lehrers und ohne Vorturner turnen. Außerdem verlange ich eine große Turnanstalt, zu welcher nothwendig ein großer, freier Turnplatz gehören muß, Herr Kluge dagegen zwei Turnhäuser, bei denen ein Turnplatz im Freien zwar wünschenswerth, aber nicht gerade nothwendig sei.

Die eingereichten Vorschläge veranlaßten die städtischen Behörden, in einer aus Mitgliedern des Magistrats und der Stadtverordneten-Versammlung gemischten Deputation behufs einer Verbesserung des Berliner Schulturnens zunächst auf Grund jener Vorschläge in Berathung zu treten. Zu diesen Berathungen wurden als Sachverständige Herr Kluge und der Verfasser dieser Schrift hinzugezogen. Als erste Frucht der Berathungen ging aus denselben das demnächst von den städtischen Behörden anerkannte und eingesetzte „Curatorium für das städtische Turnwesen" (zu dessen sachverständigem Mitgliede der Verfasser von den städtischen Behörden gewählt wurde), hervor, welches seinerseits die eingeleitete Thätigkeit zu einem Ergebniß insofern führte, als es — mit meinen Vorschlägen im Allgemeinen übereinstimmend — beschloß, zunächst eine großartige Anstalt für den Turnbetrieb mehrerer städtischer Schulen zu errichten, nach Bedürfniß und Mitteln aber dieser ersten Anstalt allmählig mehrere ähnliche folgen zu lassen, bis endlich das gesammte Turnwesen in gleicher Weise eine sichere Stätte der Entwicklung gefunden haben würde.

Die städtischen Behörden schlossen sich der Ansicht des Turn-Curatoriums an, es ward demnächst an der Stelle, auf der sich gegenwärtig die Turnhalle befindet, ein geeignetes Grundstück angekauft, und — nachdem Pläne aller irgendwie nennenswerthen deutschen und außerdeutschen Turnhallen eingesehen worden, auch ein höherer städtischer Beamter, dem das entscheidende technische Urtheil über die baulichen Verhältnisse zustand, zur Besichtigung der bedeutendsten Turneinrichtungen anderer Städte eine Reise unternommen, — der Bau begonnen (im Mai 1863). Als derselbe sich seiner Vollendung näherte — zu Anfang 1864 —, wurde ich aufgefordert, ein Programm für den

Betrieb der neuen Turnhalle zu entwerfen. Die wichtigsten Grundzüge dieses Programms sind im Anhange, Beilage B. mitgetheilt.)

Aber obgleich die Angelegenheit der Turnhalle sich in dieser Weise schnell und vom Wohlwollen der städtischen Behörden und des größten Theiles der Bürgerschaft getragen entwickelte, so waren doch auch — zwar nicht viele, aber um so heftigere — Gegner des Unternehmens vorhanden, welche keine Mühe scheuten, die Ausführung desselben zu hintertreiben.

Wie schon bald nach meinem ersten Auftreten Herr Kluge meine Vorschläge durch seine eigenen, theilweise (in Nebendingen) mit den meinigen übereinstimmenden, in den Hauptgedanken aber von ihnen abweichenden, beseitigen oder abschwächen wollte, so war es auch später wiederholt der Kluge'sche Einfluß und die Kluge'sche Auffassung, welche gegen das Turnhallen-Project auftraten.

Ein in diesem (Kluge'schen) Sinne geschriebener Artikel erschien schon am 18. November 1862 in der Vossischen Zeitung (siehe den Anhang, Beilage C.). Zwar folgte demselben von Turnhallenfreundlicher Seite wenige Tage nachher eine öffentliche Abwehr (s. Anhang, Beilage D.). Aber bald darauf, im Januar 1863, ging der von Herrn Kluge inspirirte Berliner Turnlehrer-Verein von den bisherigen Plänkeleien zu einem directen Angriffe über. Er erließ an die städtischen Behörden eine (von den Kluge'schen Vorschlägen scheinbar abweichende) Vorstellung, welche die Einrichtung der Turnhalle nach den von Magistrat und Stadtverordneten acceptirten Ideen verhindern sollte (s. Anhang, Beilage E.). Dieser Vorstellung des Berliner Turnlehrer-Vereins ließ indessen der Verfasser dieser Schrift in Kurzem eine an die städtischen Behörden gerichtete Aufklärung über die Forderungen und Anschauungen jenes Vereins folgen (s. Anhang, Beilage F.).

Die städtischen Behörden gingen indeß unbeirrt auf dem von ihnen für richtig erkannten Wege weiter. Die städtische Turnhalle wurde in Bau und Einrichtung vollendet, und konnte am 18. Oktober 1864 im Beisein von Mitgliedern der zuständigen königlichen und städtischen Behörden feierlich eingeweiht und zugleich dem Unterricht übergeben werden. Es war nunmehr ein Turnsaal von 150 Fuß Länge und 70 Fuß Breite gewonnen, der in seiner Ausstattung in jeder Beziehung alle bisher vorhandenen Turneinrichtungen übertraf. Die Turngeräthe waren in solcher Zahl vorhanden, daß jede Art von Geräth in mindestens acht Exemplaren gleichzeitig benutzt werden konnte. In unmittelbarer Verbindung mit dem Saale befand sich ein großer, luftiger, wohl ausgerüsteter Turnplatz. — Zugleich wurden bei der Einweihung der Anstalt der Dirigent und die Lehrer der Turnhalle (acht an der Zahl, vier ordentliche und vier Hülfslehrer) in ihr Amt feierlichst eingeführt. Dieselben erhielten später die für sie nothwendige Bestätigung und Anerkennung ihrer Qualification in Bezug auf ihre allgemeine Bildung und ihre moralische und technische Tüchtigkeit auch Seitens der vorgesetzten königlichen Schulaufsichtsbehörde.

Nunmehr wurde der Turnunterricht begonnen. An demselben nahmen zunächst Theil die Schüler des Köllnischen Gymnasiums, des Louisenstädtischen Gymnasiums, der Louisenstädtischen Realschule, der Friedrich-Werderschen Gewerbeschule und der Stralauer höheren Bürgerschule, später auch die der Louisenstädtischen Gewerbeschule. Die Schüler einer höheren Schule turnten nach den Forderungen der Aufsichtsbehörde für sich, in einer, oder nach Bedürfniß in zwei Abtheilungen, je zweimal wöchentlich, jedesmal eine oder anderthalb Stunden. Der Grundsatz der Direction der Turnhalle war es, jedem Schüler wöchentlich zweimal anderthalb Stunden Turnzeit als Minimum zu gewähren, aber leider konnte dieser Grundsatz nicht überall durchgeführt werden, weil die Aufsichtsbehörde nicht gestattete (was zur Verwirklichung desselben nothwendig gewesen wäre), daß die Stundenzahl des Schulunterrichts um einige Stunden wöchentlich abgekürzt würde.

Die Organisation des Betriebes aber war folgende: Jede gleichzeitig turnende Schülermasse wurde (entsprechend der Zahl der acht Lehrer) in acht Züge getheilt. Diese Eintheilung geschah mit Rücksicht auf Größe und körperliche Entwickelung, soweit dieselbe schnell erkannt werden konnte. Dabei wurde der Schulklassenverband der Schüler nicht unnöthig zerrissen, sondern soviel als möglich zu erhalten gesucht. Die jedem einzelnen Lehrer zufallenden Schüler wurden nach ihrer Zahl wiederum in 2, 3 oder 4 Riegen zu 10 bis 15 Mann eingetheilt, und (wenigstens bei großen und mittleren Schülern) jeder Riege ein Vorturner vorangestellt. Zu Anfang jeder Turnstunde wurden (etwa 20 Minuten lang) Frei- und Ordnungsübungen von der ganzen Schülermasse auf Commando eines Lehrers ausgeführt. Später wurde diese Einrichtung von dem Lehrer-Collegium selbst aufgehoben, weil man erkannte, daß auf diese Weise eine exacte Ausführung der Freiübungen nur schwer erreicht würde, und zusammengesetztere und schwierige Frei- und Ordnungsübungen sich überhaupt sehr schwer in ganzer Masse einüben ließen. Es wurden nunmehr diese Uebungen in 4 Abtheilungen des Ganzen, so daß immer 2 Züge vereinigt übten, je unter dem Commando eines Lehrers ausgeführt, und nur zuweilen die ganze Masse zur gemeinsamen Uebung vereinigt. Die jüngsten Schüler übten jedoch stets für sich, und wurden nie in diesen Uebungen der Gesammtmasse angeschlossen.

Diese Einrichtung schien eine völlig zweckmäßige und wirksame zu sein, und hat auch unverkennbare Resultate erzielt.

Den Frei- und Ordnungsübungen folgte das Turnen am Geräth. Bei diesem turnten die einem Lehrer zugehörigen Riegen an einer ihrer Riegenzahl entsprechenden Zahl gleicher Geräthe, welche neben einander gestellt waren, und so dem Lehrer die Aufsicht über seine Riegen möglichst leicht machten. Der Lehrer selbst ordnete für alle Riegen seines Zuges die vorzunehmenden Uebungen an, und die Vorturner waren thatsächlich nur vor den übrigen Schülern (d. h. zeitlich vor und als Vorbild) turnende und zugleich schützende und nachhelfende Schüler.

Das Lehrer-Collegium ließ es sich dabei angelegen sein, die ursprüngliche Einrichtung des Betriebes, die allerdings vervollkommnungsfähig erschien, so viel als möglich gedeihlich auszubilden und zu entwickeln. Die Conferenzen der Lehrer beschäftigten sich ernst und eingehend mit dieser Angelegenheit. Als Resultate gingen auch bald aus solcher Thätigkeit übersichtliche und einfache Methoden der Aufstellung der Schüler hervor, wodurch es möglich wurde, ohne Härte und Pedanterie des Lehrers, sowohl eine Uebersicht über den einzelnen Zug als auch über die Gesammtmasse zu erzielen. Nothwendig erschien es dabei, diese äußere Ordnung ohne straffen militärischen Zwang zu erreichen, durch den die erheiternde und erfrischende Wirkung des Turnens auf das Gemüth verloren gehen würde.

Als eine weitere Frucht der Lehrer-Conferenzen sind ferner die für jedes Semester und für jede Turnabtheilung besonders festgestellten

Turnordnungen zu nennen, nach welchen die Turngeräthe, der Fähigkeit und Entwicklung der Schüler angemessen, auf die verschiedenen Stunden vertheilt wurden, wobei gewissenhaft dabei geachtet ward, daß ein regelmäßiger Wechsel zwischen Uebungen des Ober- und des Unterkörpers eintrat. Den Fähigkeitsstufen nach wurden dabei die Schüler als sehr schwache, schwache, mittlere und gute Turner unterschieden, und für jede dieser Kategorien der Kreis der brauchbaren Turngeräthe abgegränzt, und zwar wurden bestimmt:

1. für die jüngsten und schwächsten Schüler: die wagerechte, schräge und senkrechte Leiter zu Hang- und Steigeübungen, die Freisprunggeräthe, Hantel, kurze Stäbe, Schwung- und Ziehseile;

2. für die etwas vorgeschrittenen, aber immerhin noch schwachen Schüler: die Leitern, Klettergeräthe, Schaukelringe, der Schwebebaum, der Barren, das Reck und die Geräthe zum Frei-, Sturm- und Bockspringen;

3. für die mittelguten Turner: die Leitern, Klettergeräthe, Schaukelringe, der Rundlauf, der Barren, das Reck und die Geräthe zum Frei-, Sturm-, Bock- und Pferdspringen;

4. für die besten Turner: die Leitern, Schaukelringe, der Barren, das Reck und die Geräthe zum Frei-, Sturm-, Bock- und Pferdspringen, und wurde hier das Pferdspringen bevorzugt. Im Sommer wurde in dieser Uebungsstufe auch Stabspringen und Gerwerfen vorgenommen.

Nachdem so die Anfänge eines Lehrplanes feststanden, ging man daran, die einzelnen Uebungen in Klassenpensen zusammenzustellen, um so schließlich einen bis in's Detail ausgeführten Lehrplan für eine Turnschule zu gewinnen, die in ihren Turnklassen Schüler vom ersten turnfähigen Alter bis zur höchsten turnerischen Ausbildung enthalten könnte. Diese Arbeiten, die naturgemäß nur durch Erfahrungen und Versuche zu einem praktisch nutzbaren Resultate geführt werden können, brauchen eben deßhalb lange Zeit, ehe man mit ihnen an die Oeffentlichkeit hervortreten kann. Uebrigens sind dieselben sowohl von der Gesammtheit des Lehrer-Collegiums als besonders von einzelnen Mitgliedern desselben so gefördert worden, daß demnächst ihre Veröffentlichung bevorsteht. Bevor aber in der städtischen Turnhalle dieses Ziel erreicht werden konnte, wurde dort keineswegs planlos geturnt, sondern mit Zugrundelegung der vielfach als brauchbar anerkannten Handbücher: „Leitfaden für den Turnunterricht in Knaben- und Mädchenschulen von R. Schultze und E. Angerstein" (für die Unterstufen), und „Dieter's Merkbüchlein für Turner, herausgegeben von E. Angerstein, 5. Auflage" (für die Oberstufen).

Die meisten unterrichtenden Turnlehrer haben sich mit Hülfsmitteln wie diese begnügt, nur wenige sind für sich selbst darüber hinausgegangen. Ein bis in die Einzelheiten gehender Lehrplan des Turnens für die gesammte Turnschule, analog den Lehrplänen für die verschiedenen Kategorien unserer Geistesschulen existirt aber gegenwärtig noch nicht, und es ist jedenfalls ein Verdienst des Lehrer-Collegiums der Turnhalle, diese Arbeit zuerst in die Hand genommen zu haben. — —

Außer dem schulmäßigen Betriebe der Frei- und Ordnungs- und der Geräthe-Uebungen schien es nothwendig, das Kürturnen, das turnerische Spiel, den Gesang und die Turnfahrten als Mittel zu vollständiger turnerischer Ausbildung in Anwendung zu bringen. Das Kürturnen, welches dem Schüler Gelegenheit giebt, nach eigener Wahl diejenigen Uebungsformen, welche zu erlernen er am meisten wünscht, oder in denen er sich besonders schwach fühlt, durch fleißige Wiederholung sich anzueignen, wurde regelmäßig, und zwar zu Ende der zweiten Stunde in jeder Woche eine Viertelstunde lange betrieben. Freilich war dies eine kurze Zeit für den angegebenen Zweck, aber sie konnte, in Anbetracht der überhaupt dem Turnunterricht gewährten geringen Ausdehnung, nicht verlängert werden. Beim Kürturnen ist eine Aufsicht des Lehrers mehr noch als beim schulmäßigen Turnen nothwendig, weil, wenn die Schüler nach eigener Wahl üben, sie ihre Kräfte wohl zuweilen überschätzen und sich dadurch in Gefahr bringen können. Die Aufsicht, der Rath, der Schutz und die Hülfe des Lehrers sind deshalb hier für jeden einzelnen Schüler von Nöthen. In voller Würdigung dieses Umstandes wurde für den Sommer wie für den Winter nach den verschiedenen örtlichen Verhältnissen eine besondere „Ordnung für das Kürturnen" festgestellt, und durch Anschlag im Turnsaal zur Kenntniß der Schüler gebracht. Nach dieser „Ordnung" durfte in der Turnkür nur an bestimmten dazu bezeichneten Geräthen, welche einzeln von wiederum dazu bestimmten Lehrern beaufsichtigt wurden, geturnt werden.

Das Turnspiel ist von allen Vertretern der deutschen Turnschule als ein nothwendiger Theil des Turnens betrachtet worden. Demgemäß wurde dasselbe, den zeitlichen Verhältnissen angemessen, allmonatlich einmal in der ersten Stunde anstatt der dann ausfallenden Geräthübungen vorgenommen. Es wurden lebhaft anregende, dem Entwicklungsstandpunkte der einzelnen Schülerzüge entsprechende Spiele unter Betheiligung und Leitung der Lehrer getrieben.

Nach Beendigung des Turnens stellten sich in jeder Stunde die Schüler noch einmal (wie zu Anfang der Stunde) ordnungsmäßig auf, um zum Schluß ein gemeinsames Lied zu singen. Turn-, Wander-, Volks- und Vaterlandslieder bekannten Inhalts und bekannter Melodie wurden zu diesem Schlußgesange gewählt. Zuweilen wurde auch während des Turnens als Begleitung von Gangübungen im Marschtact ein Lied gesungen.

Auch Turnfahrten, welche neben leiblicher Kräftigung und Abhärtung die Natur-Anschauungen der Schüler erweitern, und dem Gemüthe Frische und Freudigkeit verleihen, welche aber leider von vielen Turnlehrern als eine unangenehme Last gescheut werden, wurden mit den Schülern der Turnhalle in jedem Sommer mehrere, auf ganze oder halbe Tage ausgedehnt, stets unter Führung einiger Lehrer unternommen. Ebenso gingen im Winter mehrere Lehrer mit den Schülern zum Schlittschuhlauf. Bei diesen Unternehmungen wurde streng darauf gehalten, daß — unbeschadet einer harmlosen jugendlichen Fröhlichkeit — Mäßigkeit und Einfachheit herrschten, und die Jugend solcher Genüsse, die derselben nicht geziemen, zu denen aber ältere Schüler bei derartigen Gelegenheiten oft Neigung zeigen, als Cigarrenrauchen u. dgl., sich enthielt. — —

Ein besonderes Gewicht wurde von der Leitung der Turnhalle auf die Ausbildung von Vorturnern gelegt. Leider konnte aber nur eine Stunde wöchentlich darauf verwandt werden. In dieser bestrebten sich die Lehrer, bei ihren Schülern nicht nur Turnfertigkeit, sondern auch eine Kenntniß des inneren Zusammenhanges der Uebungen und ein Verständniß der Unterstützungen und Hülfsleistungen, durch welche der Vorturner den ihm zugeordneten Mitschülern nützlich werden soll, zu erzielen. — —

Was endlich die Regelmäßigkeit des Turnbesuches, die Disciplin und äußere Ordnung in der Turnhalle betrifft, so wurden diese keineswegs für unwesentliche Hülfsmittel des Unterrichts, sondern für nothwendige Erfordernisse zur Ermöglichung eines gedeihlichen Unterrichtes überhaupt angesehen. Ueber den Turnbesuch wurden genaue Listen geführt, und die Fehlenden stets der Schule angezeigt. Thatsächlich gestaltete sich der Turnbesuch in allen denjenigen Schulen, durch deren Leitung das Bestreben des Turnlehrer-Collegiums ernstlich unterstützt wurde, zu einem recht regelmäßigen. Leider wurden aber auch viele Schüler, ohne daß der Direction der Turnhalle Gründe dafür mitgetheilt, oder sie um ihre sachverständige Ansicht befragt worden, von Seiten der Schule vom Turnen dispensirt. Solche Dispensationen traten nicht nur zu Anfang, sondern auch im Laufe des Semesters häufig ein, gewiß ein Umstand, der den regelmäßigen Fortgang des Unterrichts zu erschweren geeignet war.

In der Erhaltung der Disciplin waren die Turnlehrer zunächst auf ihre persönliche Autorität angewiesen, und genügte dieselbe auch fast immer, um eine gute Ordnung und Sitte aufrecht zu erhalten und kleinere Störungen zu beseitigen. In den Fällen — sie waren glücklicher Weise sehr selten —, in welchen der Turnlehrer mit den ihm zu Gebote stehenden disciplinarischen Mitteln auf einzelne Schüler nicht genügend einwirken konnte, stand ihm die Hülfe der Schule zur Seite, die er augenblicklich in der Person des auf dem Turnplatze stets anwesenden Turninspicienten anrufen konnte. Der Turninspicient, aus dem Lehrer-Collegium der Schule gewählt, führte die disciplinarische Ober-Aufsicht auf dem Turnplatze, und stellte die Verbindung desselben mit der Schule dar. Fast überall gestaltete sich das Verhältniß des Turninspicienten zu den Turnlehrern zu einem sehr günstigen und angenehmen, da man meist von beiden Seiten sich zu unterstützen und der gemeinsamen Sache, in der man thätig war, nützlich zu sein strebte.

Einzelne der die Turnhalle für ihre Schüler benutzenden Schul-Directoren suchten in anerkennenswerther Weise die Bedeutung des Turnens in den Augen der Schüler und ihrer Aeltern dadurch zu heben, daß sie in den Schulzeugnissen und Programmen dasselbe berücksichtigten, und für gute turnerische Leistungen und Bestrebungen Turnprämien ertheilten. — — —

Während in der geschilderten Weise der Betrieb des Schulturnens in der städtischen Turnhalle vor sich ging, und Lehrer und Schüler freudig mit einander thätig waren, so daß — wenn diese Einrichtung ungestörten Fortgang gehabt hätte — die nicht zu verkennenden Anfänge eines günstigen Erfolges sicherlich zu den erstrebten guten Zielen geführt worden wären, — da wurde plötzlich durch einen Tadel, den der Turnbetrieb der städtischen Turnhalle von Seiten der königlichen Schulaufsichtsbehörde zu erleiden hatte, die Freude der Turnlehrer an ihrem Berufe und Streben in der empfindlichsten Weise getrübt. In einer, auch in die Oeffentlichkeit gelangten Verfügung des Königlichen Provinzial-Schulcollegiums (s. Anhang, Beilage G.) wurden nämlich, ganz im Sinne der schon oben erwähnten Kluge'schen Angriffe, mannigfache Ausstellungen an den Einrichtungen und dem Betriebe der Turnhalle gemacht. Diese Ausstellungen, welche bald nach ihrem Bekanntwerden ein in der Vossischen Zeitung veröffentlichter Artikel (s. Anhang, Beilage H.) entschieden zurückwies, waren und sind deshalb für alle Freunde des volksthümlichen deutschen Turnens um so betrübender, als durch dieselben die für die Turnsache von den städtischen Behörden hochherzig gebrachten großen Opfer und alle für die Einrichtung und Entwicklung der Turnhalle bisher aufgewendeten ernsten und gewissenhaften Bemühungen in Gefahr gerathen, die aus ihnen gehofften und gewünschten großen Erfolge für die Erziehung unserer Jugend gänzlich zu verlieren.

Der Tadel und die Bedenken der königlichen Schulbehörde richten sich gegen die Grundprincipien des Betriebes der städtischen Turnhalle, und suchen dieselben zu beseitigen. Der Verfasser vorliegender Schrift muß nach seiner Auffassung diese Absicht der Behörde beklagen, und will versuchen, die derselben zu Grunde liegenden Anschauungen durch die folgenden Erörterungen als irrthümliche zu erweisen.

III.

Die Schulbehörde verlangt für den Turnbetrieb Eintheilung der Schüler nach Schulklassen, die Turnhalle bildete Abtheilungen auf Grund der körperlichen Entwicklung.

Mit welchem Rechte kann die Schule die Schulklasse, welche keinesweges mit Berücksichtigung der turnerischen Fähigkeit der Schüler gebildet ist, auf den Turnplatz führen? Wäre es nicht widersinnig, wenn man bei dem geistigen Unterrichte die turnerische Ausbildung zur Grundlage einer Eintheilung machen wollte? Wo aber der Leib durch die Kräfte des Leibes selbst geübt werden soll, da muß die Eintheilung der Uebenden auf der natürlichen Grundlage leiblicher Entwicklung vorgenommen werden, ebenso wie auf dem Gebiete der Geistesschule nur die geistige Entwicklung über die Klassenstellung des Schülers entscheidet. Hat man doch im Gesangunterricht, für den gleichfalls die Schulklasse kein Kriterium der Fähigkeit des Schülers bietet, auf höheren Schulen längst besondere Gesangklassen nach den Graden der Sangesfähigkeit gebildet!

Aber man behauptet, es würden an die verschiedenen Schüler auch in Bezug auf geistige Auffassung auf dem Turnplatze sehr verschiedene Forderungen gestellt, und geistig unentwickelte Schüler könnten nicht in gleicher Weise diesen Forderungen genügen wie die entwickelteren. Deßhalb sei es nothwendig, die durch den Schulklassenverband als auf gleicher geistiger Entwicklungsstufe stehend bezeichneten auch auf dem Turnplatze nicht zu trennen. Darauf ist zu erwidern, daß allerdings für die Ausführung der Leibesübungen ein gewisses Maaß geistiger Auffassung nöthig ist, daß aber dieses keinesweges von der formellen Schulausbildung abhängt, sondern bei gänzlich ungebildeten, nur äußerlich gewandten Menschen, z. B. Schneidergesellen, Kellnern u. dgl. in viel höherem Maaße gefunden wird als bei wissenschaftlich gebildeten Gelehrten, die oft recht linkisch und ungeschickt sind. Uebrigens ist dieses Maaß geistiger Auffassung auch für die zusammengesetzten Bewegungen des Turnplatzes nicht so bedeutend, daß es nicht schon die jüngeren Schüler besitzen sollten, die doch immer auf gleichem Niveau geistiger Auffassung mit unseren polnischen Rekruten stehen dürften, denen man auf dem Exercirplatze Turnen und complicirte Exercitien zumuthet und beibringt.

Aber die Schule würde ein Recht haben, die Eintheilung ihrer Klassen auch auf den Turnplatz ausdehnen zu wollen, wenn sie diese Klassen mit Berücksichtigung der turnerischen Fähigkeit des Schülers bildete. Wenn ich jedoch einen Knaben dem Schuldirector zur Aufnahme in die Schule vorführe, so wird er im Latein, Französischen, in der Mathematik, Geschichte, Geographie u. dgl. m. geprüft, und nach den positiven Kenntnissen, die er in diesen Gegenständen zeigt, einer Klasse, z. B. der Tertia, zugetheilt. Nach der turnerischen Befähigung ist nicht gefragt worden. Und nun soll die Eintheilung, die nach den auswendig gelernten Kenntnissen in einigen geistigen Unterrichtsgegenständen getroffen worden, auch maaßgebend sein für eine Thätigkeit, in Bezug auf welche der Schüler den Lehrern gänzlich unbekannt ist?!

Und ebenso wenig, wie bei der Aufnahme in eine Schule wird die turnerische Ausbildung bei der Versetzung aus einer Klasse in die andere und bei der Censur berücksichtigt. So lange es so ist, hat die Schule kein Recht, ihre Schulklasse als Abtheilung auf den Turnplatz zu bringen.

Freilich ist es denkbar, daß eine Schule, in der gegenwärtig ein regelmäßiger Turnunterricht (zunächst auf Grundlage von nach körperlicher Ausbildung abgegränzten Turnklassen) eingerichtet wird, und die, unter consequenter Fortführung des Turnunterrichts durch alle Alters- und Fähigkeitsstufen, bei Aufnahme neuer Schüler und bei den Klassenversetzungen die turnerische Entwicklung des Schülers möglichst berücksichtigt, daß eine solche Schule nach Jahren, wenn die jüngsten Schüler, die alle ursprünglich in geistiger wie in körperlicher Beziehung die unterste Klasse bildeten, und allmählig, gleichmäßig geistig und körperlich entwickelt, in die höheren Klassen hinaufgerückt sind, eine Uebereinstimmung, ja fast eine Congruenz der Schul- und Turnklassen zeigen mag. Aber ein solches Verhältniß kann nicht, wie man von Seiten der Schulbehörde will, der Anfang, es kann nur eine nach Jahren reifende Frucht geregelten und regelmäßig fortgeführten Turnbetriebes und angemessener Berücksichtigung des Turnens Seitens der Schule sein. Da wir aber diese beiden Bedingungen gegenwärtig so gut wie gar nicht haben, so kann auch die Frucht nicht reifen. Die Turnhalle hat versucht, die Bedingungen nach dem eben erwähnten Beispiele zu schaffen, sie wollte allmählig die Uebereinstimmung des Turnplatzes mit der

Schule herstellen, aber sie hat statt Dankes von Seiten der Schulbehörde den Tadel der Unbrauchbarkeit erfahren. Uebrigens liegen mannigfache Widersprüche in den Forderungen und der Handlungsweise derer, welche die Schulklasse auf den Turnplatz führen. Jeder mit der Schulklasse als solcher turnende Lehrer stellt nämlich seine Schüler nach der Größe, nicht nach der Rangordnung der Schulklasse (was doch consequent wäre) in Reihen auf, er bildet ferner kleinere Abtheilungen aus der ganzen Klasse, und wiederum nicht nach der Eintheilung der Schulklasse, sondern nach körperlicher Entwicklung. Warum benutzt er jetzt körperliche Entwicklungsmomente, während diese auf dem Turnplatze bei der Eintheilung der ganzen Schule nicht gelten sollen? Einfach deßhalb, weil er sonst nicht turnen könnte, da die Schulklasse in turnerischer Beziehung so ungleiche Schüler zusammenbringt, daß die Klasse keine Einheit hat, und erst zerrissen werden muß, um das Turnen zu ermöglichen. So zerreißt der Lehrer, wenn er überhaupt noch dem Turnbedürfniß Rechnung trägt, jede einzelne Schulklasse in 2, 3 oder 4 Abtheilungen, die — weil sie verschieden befähigt sind — mit verschiedenen Uebungen beschäftigt werden müssen. Daß dabei dem Lehrer Uebersicht und Ordnung zu erhalten kaum möglich, ist ersichtlich. Will er aber Letzteres dennoch erreichen, so theilt er vielleicht seine Klasse nicht nach den verschiedenen Fähigkeiten in mehrere Riegen, sondern läßt von Allen in mehreren, nur nach Zahl, allenfalls nach Größe gebildeten Abtheilungen auf Commando dieselbe Uebung ausführen. Hierbei tritt aber folgender Uebelstand ein: Wählt der Lehrer eine von allen, auch von den schwächsten Schülern auszuführende Uebungsleistung, so entspricht dieselbe nicht den Kräften aller besseren Schüler, diese werden zu wenig in Anspruch genommen, sie langweilen sich. Dieser häufig vorkommende Uebelstand bewirkt sicherlich, daß bei sehr vielen (fast bei allen älteren) Schülern eine Abneigung gegen den gewöhnlichen Turnunterricht eintritt. Und wer kann es ihnen verdenken, daß sie sich langweilen, wenn sie jahrelang im Gerätheturnen dieselben, der Massenausführung nach Commando allein zugänglichen, einförmigen Anfangs- und Grundübungen darstellen sollen, während sie bei einem Turnen in Fähigkeitsriegen eine immer fortschreitende, darum ihre Kraft anspannende und befriedigende, angenehm anregende Thätigkeit haben könnten.

Eine Gleichmäßigkeit und Einheit ist nur in der nach körperlicher

Entwicklung gebildeten Turnabtheilung denkbar, nur da ist es möglich, an alle Schüler der Abtheilung dieselbe Forderuug zu stellen, die von allen erfüllt werden, alle üben, anregen und befriedigen kann. Auch nur in dieser Turnklasse ist es möglich, nach einem für alle Schüler gleichmäßig gültigen Lehrplane zu unterrichten, ein Pensum zu Grunde zu legen; während es unter den gegenwärtigen Umständen ein Widerspruch ist, in demselben Athem, (wie es die Schulbehörde gethan hat), für den Turnplatz Schulklasseneintheilung und Lehrplan — zwei sich jetzt noch gegenseitig ausschließende Dinge — zu fordern. Die Turnhalle hat thatsächlich den Boden bereiten wollen, auf dem ein wirklich brauchbarer Lehrplan entstehen und erprobt werden kann. Sie hat Turnklassen nach körperlicher Entwicklung angestrebt und zu bilden angefangen, sie hat auch damit begonnen, für solche Klassen Pensen abzugränzen und so einen Lehrplan festzustellen. Aber die Beendigung einer solchen Arbeit ist nicht in wenigen Wochen oder Monaten am Schreibtisch möglich, vielmehr gehören dazu mannigfache langdauernde Beobachtungen, Versuche, Aenderungen, bis endlich Etwas gefunden ist, das für lange Zeit als Norm gelten darf. Ist doch selbst für unsere Realschulen, die etwa vierzig Jahre in geordneter Weise bestehen, noch kein endgültiger Plan gefunden worden; auch dort experimentirt man noch! „Die Realschulen stehen noch im ersten Stadium ihrer Entwicklung. Es ist deshalb in und bei ihnen noch Vieles im chaotischen Werden." (So Karl Schmidt, Geschichte der Pädagogik, IV., S. 423.) Und der Turnunterricht, der bisher kaum Betriebsräume (es giebt noch jetzt höhere Schulen, die in öffentlichen Tanzlokalen turnen!) finden konnte, sollte schon fertig sein! — —

Die Schulbehörde wünscht ferner ein Turnen in kleineren Abtheilungen von der Größe einer Schulklasse, also mit 30—50 Schülern, in kleineren, unmittelbar bei der Schulanstalt liegenden Sälen und auf dem Schulhofe.

Was solche Säle und Höfe betrifft, so sind dieselben meistens wenig geeignet, als Stätten, auf denen eine gesunde Entwicklung des Körpers angestrebt werden könnte, zu dienen. Die Säle eng, dumpfig, staubig, die Plätze eng und feucht, mit Abtrittsgruben versehen und von deren Ausdünstungen überzogen, ohne Licht und Luft, ohne Sonne, — sind das Tummelplätze der Freude, auf denen die Jugend Regsamkeit und frische Kraft erwerben und erhalten kann, auf denen sie den Schulstaub, die Gedrücktheit, die der lange Aufenthalt im Klassenzimmer, das Eingepferchtsein zwischen Bänken erzeugen muß, freudig abschütteln, wo die Brust sich wieder heben und Wohlgefühl die Glieder durchrieseln kann? Gewiß nicht. Das ist nur auf großen, hellen Plätzen, wo Himmel und Sonne nicht verbaut sind, und wo auch grüne Bäume mit ihrem Laube schattengebend und luftreinigend wirken, das ist ferner zur Winterzeit nur in großen, hellen und luftigen Hallen, in denen nicht schon die Ausdünstung weniger Menschen die Luft verdirbt, möglich. —

Nur in großen Räumen und in großen Massen erzeugt das Turnen die mächtige Anregung und Hebung, die der Einzelne aus dem Gefühle erwirbt, daß Viele mit ihm Gleiches denken, fühlen nnd erstreben, daß er nicht vereinsamt ist. Wie bei dem Besuch einer von Zuhörern gefüllten Kirche das Bewußtsein, daß Viele neben mir sitzen und Erbauung suchen und finden, meine Aufmerksamkeit auf des Predigers Worte, meine eigene Erbauung nicht stört, sondern hebt, wie auch das leise Summen, jenes unbestimmte Rauschen, welches selbst bei möglichster Ruhe viele Menschen in einem großen Raume erzeugen, nicht störend, sondern gewissermaßen magisch bindend auf die Masse einwirkt, wie aber andererseits die beste Predigt vor leeren Bänken den aufmerksamsten Zuhörer nicht über das Gefühl der Verlassenheit und Oede hinwegheben kann, so wirken entsprechend einerseits der große, mächtige, andererseits der kleine, dürftige Turnraum. — Außerdem kann sich unter Vielen der Wetteifer der Thätigkeit, die gegenseitige Anregung vielseitiger und wirksamer gestalten. Freilich giebt es Turnlehrer, welche die Anregung durch große Beispiele für eine Störung des regelmäßigen Unterrichtes halten. Hat doch der Turnlehrer Hr. Kluge dem Verfasser vorgeworfen, daß im großen Raume, wenn eine Riege am Thurmseil klettere, und ab und zu Einer den höchsten Punkt erreiche, alle anderen Turner der 30 oder so und so viel Riegen aufschauen, und ein freudig bewunderndes Ach! durch den Raum töne. Und das sei jedesmal eine Störung des Unterrichts! — Wahrlich, was dem einen Lehrer hier eine Störung, das ist vielleicht dem anderen ein willkommenes pädagogisches Hilfsmittel, ein die ganze Masse belebendes, gewaltig anregendes Beispiel, das mehr wirkt als tausend Worte und als das Gängelband steifer Zucht und Ordnung.

Mit der Forderung kleinerer Räume und Turnabtheilungen hängt die einer straffen militärischen Disciplin, einer überall äußerlich hervortretenden Ordnung zusammen. Hieran knüpft sich auch der Nachdruck, der zugleich von der Schulbehörde auf die Freiübungen, wie auf alle nach Commando betriebenen Uebungen gelegt wird. — Freilich ist — wie in allen Thätigkeiten und Vorgängen — auch beim Turnbetrieb Gesetz und Ordnung nöthig. Die so entstehende Zucht und Disciplin des Turnplatzes ist aber nicht Zweck, sondern Mittel des Turnens, und muß eben in dem Grade gehandhabt werden, daß dieses Mittel den Turnbetrieb fördert. Oft nun geschieht es, daß ein zu starkes Betonen der äußeren Ordnung und der Disciplin auf dem Turnplatze das ursprüngliche Verhältniß umkehrt, nämlich die Disciplin zum Zweck und das Turnen nur zu einem disciplinarischen Mittel macht. Es giebt Turnlehrer, die, weil sie peinlich der äußeren Ordnung in der Gruppirung ihrer Schüler Rechnung tragen, hierauf den größten Theil der Stunde verwenden und die Knaben niemals zu einer anregenden, wirklichen Turnarbeit kommen lassen. Die so gelangweilten Schüler sind nun freilich schwerer zu discipliniren, als sie es wären, wenn sie durch die turnerische Thätigkeit erwärmt und belebt würden. Dann wäre, wenn auch die Aufstellungsreihe der Schüler vielleicht keine schnurgerade Linie darstellte, doch die innere sittliche Disciplin des Unterrichts weit mehr vorhanden als bei den sich langweilenden Schülern in der militärisch gerichteten Aufstellung, die — weil äußerlich erzwungen und nicht aus inneren Bedingungen der Thätigkeit nothwendig hervorgehend — auch nur eine äußerliche, das Wesen der Sache nicht berührende und darum werthlose Zucht und Ordnung darstellt. Damit soll nicht gesagt sein, daß eine geordnete Aufstellung überhaupt überflüssig wäre. Bei den Frei- und Ordnungsübungen ist dieselbe sogar nebst straffer Haltung durch das Wesen der Uebungen zur ersten Bedingung der Turnthätigkeit gemacht; und auch während der Geräthübungen sollen die Schüler in bestimmt formirten Linien stehen, aber militärisch straffe Haltung, eine halbe Stunde hindurch, ist hier weder nöthig, noch überhaupt so lange möglich. Da gestatte man den Schülern, bei geordneter Aufstellung sich leicht zu bewegen, wie es den Soldaten erlaubt ist, nachdem „Rührt Euch!" commandirt worden. In straffer Haltung unverrückt selbst nur eine Viertelstunde zu stehen, wird nicht und kann nicht einmal vom Soldaten verlangt werden. Von Kindern derartiges fordern, würde eine die höchste Unkenntniß physiologischer Gesetze verrathende Grausamkeit sein.

Die Frei= und Ordnungsübungen und alle sonst als Gemeinübungen auf Commando von vielen Schülern zugleich und gleichmäßig ausgeführten Uebungen sind sehr geeignet, dem einzelnen Schüler das Bewußtsein der Zugehörigkeit zu einer größeren gegliederten Masse zu geben, von der er nur ein kleines, unbedeutendes, aber gleichwohl nothwendiges Glied ist, das Bewußtsein der Zugehörigkeit zu einer Masse, ohne deren Zusammenwirken die Uebung gar nicht ausführbar wäre, die aber doch jeder Einzelne stören kann. Da lernt der Knabe, sich in ein Ganzes ein= und den Gesetzen desselben unterordnen. Gemeinsinn, Sinn für Gesetzlichkeit, Gehorsam erwachsen aus diesen Uebungen. Deshalb sind dieselben werthvoll und nothwendig, aber im Turnen weder allein noch überwiegend berechtigt. Denn wenn Gehorsam und Gemeinsinn vernünftige Bedeutung haben sollen, so müssen ihnen gleichwiegend entgegenstehen freier Wille und Selbstständigkeit des Individuums. Wenn ein Turnlehrer, wie es geschehen ist, erklärt, die Haupttugend, in der er die Jugend erziehen wolle, sei der Gehorsam, so liegt darin eine einseitige Auffassung des Menschenwesens, die nimmehr ganze Menschen erziehen kann. Der Gehorsam ohne Willen und Selbstständigkeit des Gehorchenden ist für den Mann kein sittlicher Gehorsam, sondern sclavische Fügsamkeit; der so Gehorchende ist nicht Mensch, sondern Maschine. Darum muß dem Knaben nicht blos Gehorsam, sondern auch Wille, Selbstständigkeit, Thatkraft anerzogen werden. Und zu letzteren Eigenschaften helfen vorzugsweise die Turnübungen an den Geräthen. Zur Ermöglichung dieser Uebungen bedarf es mannigfacher Vorrichtungen, die, ursprünglich von ganz einfachen Geräthen ausgegangen, allmählig eine gewisse Künstlichkeit erreicht haben. Sie alle bieten dem Körper in verschiedenen seiner Theile Stütz= oder Hangflächen dar und lassen eine größere Mannigfaltigkeit der Uebungsform ausbilden, als es bei den Freiübungen möglich ist. Weil sie meistens eine größere Anstrengung erfordern, auch oft mit ihrer Ausführung ein gewisses Wagniß verbunden ist, welches in der Nichtbeachtung und Ueberwindung einer freilich meist nur scheinbaren Gefahr besteht, so dienen sie hauptsächlich zur Erwerbung von Muskelkraft, Energie, Muth und Entschlossenheit. Außerdem aber erhält der Uebende durch sie Selbstständigkeit und die Fähigkeit, seine Kraft zu berechnen und richtig anzuwenden, weil hier die Bewegungen so mannigfach in einander greifen, daß ihre Einzelheiten nur durch den eigenen Willen, nicht aber, wie bei den Freiübungen, überall durch das Commando des Lehrers geregelt werden können. Sollen aber die Geräthübungen ihre Wirkung voll entfalten, so muß bei denselben das Commando möglichst zurücktreten. Denn dieses ist nicht allein ungenügend zur Regelung der Einzelheiten einer zusammengesetzten Thätigkeit am Turngeräth, sondern es stört und schwächt auch die Muskelaction, weil der zugleich auf das Commando achtende Turner nicht eben so intensiv die Muskeln wirken lassen kann, als wenn er seine ungetheilte Aufmerksamkeit ihrer Thätigkeit zuwendet. Deshalb ist es bei älteren Schülern, wo die Geräthübungen zu den schwierigeren und complicirteren Formen aufsteigen, angemessen, diese Uebungen von einer größeren Zahl von Turnern niemals gemeinsam auf Commando ausführen zu lassen, sondern die Gesammtmasse der Schüler in mehrere Abtheilungen und diese wiederum in kleinere Theile zu theilen (Züge, Halbzüge, Riegen), von denen die kleinsten nicht über 12—16 Mann umfassen dürfen. In einer solchen kleinsten Abtheilung (Riege) müssen dann durch den Uebungsleiter (sei es Lehrer oder Vorturner) die nöthigen allgemeinen Anweisungen gegeben und außerdem jedem einzelnen Schüler seiner besonderen Eigenthümlichkeit gemäß Hülfe, Rath und Correctur ertheilt werden. Nur in dieser Weise, die in der städtischen Turnhalle zur Anwendung kam, ist es möglich, beim Unterricht dem Einzelnen gebührend Rechnung zu tragen, zu individualisiren. Bei jüngeren Schülern, wo die Geräthübungen einfacher, die Forderungen der Individualität weniger hervortretend, auch die Anregungen des eigenen Willens verhältnißmäßig schwach sind, können auch Geräthübungen nach Commando betrieben werden. Aber individualisirender Unterricht und Commandirunterricht schließen sich gegenseitig aus. Daß bei einem in geschilderter Weise individualisirenden Riegenturnen die mathematisch geraden Linien einer Aufstellung, wie sie bei commandirten Massen wohl bestehen kann, durch das Hin- und Hergehen der einzelnen Uebenden zum und vom Geräth einigermaßen gestört werden, ist erklärlich. Aber in der nothwendigen Bewegung der Einzelnen und in dem dadurch hervorgebrachten, lebhaft pulsirenden Leben des Ganzen ein wirres Durcheinander zu zu sehen, wie es die Schulbehörde gethan hat, das zeugt von einem Mißverstehen der inneren Gesetze und Bedingungen eines individualisirenden Turnens. Der Schulmann, dem durch die Gewöhnung an die Schulbank die gerade Linie als äußere Erscheinung einer Schülerordnung gilt, glaubt wohl auch unter veränderten Thätigkeitsverhältnissen dieselbe gerade Linie als Norm der Ordnung wiederfinden zu müssen. Aber Gesetz und Ordnung können auch ohne diese äußere Form bestehen. Wer wollte behaupten, daß auf dem Manöver- und Schlachtfelde kein Gesetz, keine innere Ordnung die scheinbar verwirrten Massen leite, weil sie sich nicht in den geraden Linien und Formen des Paradeplatzes darstellen! Auch der Sternenhimmel zeigt dem unkundigen Auge ein wirres Durcheinander, und die Formen des pflanzlichen und thierischen Wachsthums scheinen oft regellos und willkürlich, und doch liegt diesen Erscheinungen das ewige Gesetz und die wunderbare Ordnung der Natur zu Grunde. Auch das frischeste Leben hat seine Gesetze, und so auch das Leben des Turnplatzes. Aber man muß sie kennen, um sie erkennen zu können. Daß die Ordnung nicht vom Festhalten an äußeren starren Formen abhängt, erkennt auch Spieß, indem er sagt: „Die lose Ordnung kann durch Aufgeben aller Mittel der Gebundenheit fortschreiten bis zur völligen Auflösung der Ordnung, wobei den Gliedern ihre ganze Unabhängigkeit als Einzelwesen zurückgegeben ist, und alle äußere Erscheinung ihrer Zusammengehörigkeit verschwindet. Dabei aber kann im Bewußtsein der Glieder das Verhältniß ihrer besonderen Zusammengehörigkeit in bestimmten Ordnungsverbänden fortbestehen, so daß bei äußerer Auflösung der Ordnung dieselbe innerlich (ideal) fortdauert und zu jeder Zeit wieder hergestellt werden kann." (Spieß, Turnen in den Gemeinübungen, S. 134.) —

Die Schulbehörde erwähnt es tadelnd, daß einige der die Turnhalle benutzenden Schulanstalten in zu weiter Entfernung von derselben sich befänden, so daß die Schüler von der Schule zur Turnanstalt 15—20 Minuten zu gehen hätten. Dagegen wird zur Benutzung eine andere, räumlich beschränkte Turnanstalt (die Kluge'sche) empfohlen, deren Entfernung von einer der bezüglichen Schulen (dem Köllnischen Gymnasium) nahezu dieselbe ist, wie die Entfernung dieser Schule von der Turnhalle, während die andere Schule (die Friedrich-Werder'sche

Gewerbeschule) auch nicht in unmittelbarer Nähe der empfohlenen Turnanstalt liegt. Außerdem wird der Turnhalle vorgeworfen, daß sie einzelnen Schulen zu wenig Turnzeit gewähre. Dieser Uebelstand, der zum großen Bedauern der Direction der Turnhalle vorhanden war, konnte nicht vermieden werden, weil alle in der Anstalt abzuhaltenden Schüler-Turnstunden auf die schulfreie Zeit, die nach jetzigen Einrichtungen eine sehr geringe ist, gelegt werden mußten. Der von der Direction der Turnhalle gehegte Wunsch, wöchentlich einen jetzt mit Schulunterricht besetzten Nachmittag in jeder Schule für das Turnen frei zu erhalten, wurde von der königl. Schulaufsichtsbehörde zurückgewiesen. Wäre derselbe erfüllt worden, so würde es möglich gewesen sein, das Turnbedürfniß der Schüler annähernd zu befriedigen. Uebrigens wird eine volle Befriedigung desselben überhaupt niemals eintreten können, bevor nicht der Lehrplan der Schulen eine wesentliche Reform, eine Verringerung der Stundenzahl, erfahren hat. Denn bei der jetzt bestehenden Ueberzahl der Schulstunden wird es schon schwer sein, 2 und 3 Stunden wöchentlich für das Turnen zu gewinnen, und diese genügen bei Weitem nicht, um der Einwirkung des so ausgedehnten Klassen-Unterrichts das nothwendige Gegengewicht zu geben. —

Wenn die Schulbehörde es für wünschenswerth hält, womöglich nur Schulmänner als Turnlehrer anzustellen, so verweise ich dagegen auf die von mir im Anhang, Beilage F., über diesen Punkt ausgesprochenen Ansichten. Was aber den von der Behörde erhobenen Zweifel an der Fähigkeit der Mitglieder des Lehrer-Collegiums der Turnhalle zur Verwaltung ihres Amtes betrifft, so besitzen — abgesehen davon, daß nach Einsendung ihrer Zeugnisse sämmtliche Mitglieder des Lehrer-Collegiums von der königl. Schulaufsichtsbehörde selbst in ihren Stellungen bestätigt worden sind — der Dirigent und drei Lehrer der Anstalt von der Direction der königl. Central-Turnanstalt ausgestellte vollgültige Qualificationsatteste als Turnlehrer, während die übrigen Lehrer der Turnhalle durch vielfache turnerische Thätigkeit und erzielte Erfolge ihre Befähigung seit lange erwiesen haben.

IV.

Fassen wir die Ergebnisse der ganzen obigen Ausführung schließlich zusammen, so scheint ein unparteiisches Urtheil dieselben dahin feststellen zu müssen: Die städtische Turnhalle war eine freilich nicht vollkommene, sondern noch mit manchen Mängeln behaftete Einrichrichtung*), welche aber, von guten Anfängen ausgehend, mit genügenden Mitteln fortgeführt und von dem regsten Streben gefördert, unter den jetzigen Verhältnissen des Turnens ein Halt, eine Stütze, eine sichere Entwicklungsstätte und ein belebender Mittelpunkt für dasselbe werden und sein konnte. Denn gegenwärtig, wo das Turnen ein allgemeiner Unterrichtsgegenstand werden soll, wo dasselbe aber noch keinerlei mustergültige Form hat finden können, wo vielfach bei Behörden und Turnlehrern ein Suchen, Versuchen und Verwerfen von Turn-Einrichtungen und Organisationen uns entgegentritt, da konnte eine Anstalt wie die städtische Turnhalle, wenn sie ungestört blieb, die Turnsache sicher und ruhig betreiben und pflegen, und sie im Stillen so weit vorbereiten, daß — nachdem die Schule zu einer zeitgemäßen Reform durchgedrungen und in den Stand gesetzt worden wäre, ein volksthümliches Turnen in sich aufzunehmen — ohne Weiteres an die Vorarbeiten hätte angeknüpft werden können, welche die Turnhalle inzwischen geliefert. Dagegen erscheint ein Zurückgehen von dem Standpunkte der Turnhalle, ein Zurückdrängen des Turnens in die Verhältnisse der Schule, wie sie jetzt ist, wo sie den Turnbetrieb stiefmütterlich auf das Niveau eines bloß formellen Unterrichts hinabsetzt, als ein wirklicher Rückschritt, weil die Schule selbst gegenüber den Forderungen der Zeit noch im Rückstande ist. Denn das kann Niemand behaupten, daß eine Zeit wie die jetzige, in der Europa eifersüchtig uns umlauert, und die deßhalb vom gesammten deutschen, in Sonderheit vom preußischen Volke, ja von jedem Einzelnen des Volkes die größtmögliche Entwicklung und Anspannung der Thatkraft verlangt, durch die bisherige Schulerziehung befriedigt sein kann. Strebt doch diese vorwiegend auf die abstracte und formelle Verstandesbildung hin, die

*) Sie konnte nach den bestehenden Verhältnissen nicht mehr sein.

den Deutschen den zweifelhaften Ruhm eines philosophischen, aber unpractischen, thatenlosen Volkes eingetragen hat.

„Spottet ja nicht des Kinds, wenn es mit Peitsch' und Sporn,
Auf dem Rosse von Holz, muthig und groß sich dünkt.
Denn, ihr Deutschen, auch ihr seid
Thatenarm und gedankenvoll.
Oder kommt, wie der Strahl aus dem Gewölke kommt,
Aus Gedanken die That? Leben die Bücher bald?
O ihr Lieben, so nehmt mich,
Daß ich büße die Lästerung!"

(Fr. Hölderlin.)

Einerseits dieser vielgetadelten deutschen Schwäche gegenüber, andererseits im Angesichte der Siege, welche jüngst nicht die formelle Dressur unserer Armee, sondern die Selbstständigkeit, der Muth, die Bildung des einzelnen Mannes errungen hat, sollte der Turnbetrieb, welchen die Turnhalle pflegte, eine Schule selbstständiger Kraft, freudigen Muthes und ruhiger Besonnenheit, allenthalben als ein werthvolles Erziehungsmittel freudig begrüßt werden. Vielleicht könnte durch die allgemeine und richtige Anwendung desselben das für fast unerreichbar gehaltene Ideal verwirklicht werden, welches in folgenden Worten aufgestellt ist: „Wäre es möglich, das deutsche Streben nach idealer Bildung und deutsche Wissenschaftlichkeit mit englischer Charakterbildung zu vereinigen, so wäre damit ein Ideal der Jugendbildung erreicht, welches christliche Zeiten noch nicht in der Wirklichkeit gesehen haben, nnd das vielleicht nur Ein Mal erreicht worden ist, in den besten Zeiten von Hellas." (So in Dr. L. Wiese's deutschen Briefen über englische Erziehung, S. 186). — —

Mag man auch zugeben, daß die Schule als eine längst vorhandene, in die bestehenden Verhältnisse eingelebte Einrichtung ein gewisses Recht darauf habe, neu auftretende Erziehungsmittel in sich hineinzuziehen, vorausgesetzt daß sie selbst in der Lage wäre, diese Mittel angemessen zu verwenden; und mag man so auch das Turnen gern der Leitung der Schule überlassen, sobald diese (und zwar jede einzelne Schule) es in richtiger Weise betreiben kann, so wird doch immerhin auch nach Eintritt einer solchen — gewiß noch fernen — Zeit das Bestehen von Anstalten, wie die städtische Turnhalle eine ist, nicht überflüssig sein. Denn abgesehen davon, daß es in großen Städten immer fast unmöglich sein wird, für jede einzelne Schule einen wirklich genügenden Turnraum herzustellen, so wird auch eine großartige, mit allen Einrichtungen wohl versehene, viel besuchte und benutzte, durch ein Collegium gebildeter Fachlehrer in Betrieb erhaltene Turnanstalt stets eine Stätte sein, in welcher sich Lehre und Kunst des Turnens zu einer wohl ausgebildeten Schule gestalten, sich dabei immer verjüngen und erfrischen und vor Einseitigkeiten bewahren kann, was jene anderen (auch die besten) vereinsamten Schulturnanstalten niemals vermögen.

Anhang.

Beilage A.

Kurze Charakteristik der bestehenden Turnsysteme.

Der bestehenden Turnsysteme sind drei: das Jahn-Eiselen'sche, das Spieß'sche und das Ling-Rothstein'sche oder Schwedische System.

Das Jahn-Eiselen'sche System hat sich hauptsächlich mit den Geräthübungen beschäftigt; die Freiübungen sind in demselben zwar vorhanden, aber wenig ausgebildet. Der Turnstoff ist nach der Aehnlichkeit der Uebungsformen und nach der Schwierigkeit der Ausführung in Stufen getheilt; der Unterricht wird von Turnlehrern mit Hülfe der besseren Schüler als Vorturner ertheilt; er erzielt in der vorwiegenden Einzelübung freie, kräftige Ausbildung des Individuums, aber durch Geselligkeit und Sitte sucht er Gemeinsinn hervorzurufen. Das Turnen größerer Massen gleichzeitig auf Commando wird nach diesem System wenig geübt, dagegen liebt dasselbe große Turnplätze mit großen Turnermassen, in denen verschiedene Lebensalter, auch Schüler verschiedener Schulen vorhanden sein können. Die Masse wird in viele kleine Abtheilungen (Riegen) getheilt, von denen jede von einem Vorturner geleitet wird. Turnspiele und Turnfahrten gelten als wichtig.

Spieß hat das deutsche Turnen theoretisch ausgebildet, indem er den Uebungsstoff nach Grundzuständen und Grundthätigkeiten des Körpers ordnete. In Bezug auf die Methode hat Spieß das Klassenturnen und das Turnen in den Gemeinübungen nach Commando eingeführt. Während nach dem Jahn-Eiselen'schen System große Turnermassen, nach ihrer Körperentwicklung in kleine Riegen getheilt, unter ihren Vorturnern und unter Oberleitung und Aufsicht des Turnlehrers üben, so sollen nach Spieß die Schüler einer Schulklasse ohne Vorturner, allein unter Leitung ihres Schullehrers, turnen. Es ist dies nur möglich, wenn in Freiübungen alle Schüler oder an mehreren gleichartigen Geräthen mehrere zugleich auf Commando dieselbe Uebung ausführen. Die Geräthübungen treten bei diesem Betriebe mehr zurück, die Frei- und Ordnungsübungen aber hervor. Während das Jahn-Eiselen'sche System mehr den Einzelnen in Bezug auf Muth und Selbstständigkeit auszubilden sucht, bringt der Spieß'sche Turnbetrieb eine größere Gleichmäßigkeit der Ausbildung aller Schüler und das Gefühl der Zugehörigkeit und Abhängigkeit zu und von dem Ganzen hervor. Mit der gleichmäßigen Ausbildung Aller ist allerdings eine gewisse Mittelmäßigkeit verbunden. — Meistens verbindet man jetzt das Spieß'sche mit dem Jahn-Eiselen'schen Turnen insofern, als man ersteres vorwiegend für die Frei- und Ordnungsübungen und auch für die Geräthübungen jüngerer Schüler, letzteres mehr für die Geräthübungen im Allgemeinen und besonders bei älteren Schülern anwendet. — Das Turnspiel findet im Spieß'schen System gleichfalls seine Anerkennung.

Das Ling-Rothstein'sche oder Schwedische Turnsystem beschränkt sich auf eine Anzahl einfacher Bewegungen, die mit Rücksicht auf die anatomische Zusammensetzung und physiologische Thätigkeit des Körpers immer nur so ausgeführt werden sollen, daß der Lehrer sich dabei der anatomischen Verhältnisse und physiologischen Vorgänge, welche durch die Bewegung bedingt werden, klar bewußt ist. Diese Forderung ist schwer zu erfüllen, weil die meisten Bewegungen des Körpers so complicirt sind, daß selbst Physiologen und Anatomen von Fach — viel weniger bloße Turnlehrer — über ihre Detailwirkung ohne Weiteres nicht Rechenschaft geben können. Daher ist auch der Uebungsschatz des Schwedischen Systems ein sehr dürftiger, der im praktischen Betriebe geistige Ermüdung und Langeweile unvermeidlich macht.

Beilage B.

Aus dem Programm für den Betrieb der städtischen Turnhalle.

Turnraum. Die Halle wird für das Schulturnen in vier Viertel getheilt *). Der ganze Raum hat eine Länge von 150 Fuß, eine Breite von 70 Fuß, also eine Bodenfläche von 10,500 Quadratfuß. Jedes Viertel hat 75 Fuß Länge und 35 Fuß Breite, also eine Bodenfläche von 2625 Quadratfuß. Wenn in dem ganzen Raume 500 Schüler turnen, so beträgt die Bodenfläche für jeden Schüler im Durchschnitt 21 Quadratfuß, ein sehr günstiges Verhältniß. — —

Turnbetrieb. Jedes Viertel der Halle wird zugleich von 2 Turnklassen oder Zügen benutzt. Jeder Zug besteht aus 4 Riegen zu je 12—16 Mann, der ganze Zug also aus 48—64. In jedem Viertel turnen demnach gleichzeitig 8 Riegen oder 96—128 Mann, und in der ganzen Halle 8 Züge oder 32 Riegen oder 384—512 Mann. In jedem Hallenviertel unterrichten zugleich 2 Lehrer, in der ganzen Halle also 8. Jeder Lehrer unterrichtet 1 Zug zu 4 Riegen. Diese 4 Riegen, welche nach Maaßgabe des körperlichen Entwicklungsgrades, jedoch zugleich mit möglichster Berücksichtigung der Zusammengehörigkeit der Schüler im Schulklassenverbande und dadurch entstandener Kameradschaft gebildet werden, — turnen an 4 gleichen Geräthen, z. B. 4 Barren, 4 Böcken u. s. w., und zwar die jüngeren Schüler, indem sie zugleich an allen 4 Geräthen dieselbe Bewegung nach dem Befehlsworte

*) Diese Theilung sollte durch leichte spanische Wände hergestellt oder nur durch Striche auf dem Fußboden angedeutet werden.

(Commando) des Lehrers ausführen. Bei dieser Art des Betriebes lassen sich die einfacheren Uebungen, die für das jüngere Alter passen, einüben und ausführen. Ein besonderer Vorturner, dessen Thätigkeit hauptsächlich in Schutz- und Hülfeleistung bei den schwachen Schülern bestände, ist hier nicht nöthig, weil die Einfachheit der Uebungen eine Gefahr ausschließt. -- Bei den älteren Schülern steht jeder Riege ein besonders turnfähiger und auch geistig und sittlich tüchtiger älterer Schüler (wo möglich Erwachsener, Secundaner oder Primaner) vor, welcher die Uebung vormacht, und von den Turnern seiner Riege der Reihe nach durchüben läßt. Ein solcher Vorturner kann nie als ein selbstständiger Lehrer, wozu ihm die Fähigkeit abgeht, auftreten. Vier Vorturner stehen unter der Aufsicht eines Lehrers, der ihre Thätigkeit bis in die Einzelheiten hinein anregt, leitet und beaufsichtigt. So sind die Vorturner Gehülfen des Lehrers, die durch schnelles Hülfegeben bei plötzlicher Gefahr Schaden verhüten, und dadurch den Betrieb schwierigerer, nur mit Wagemuth auszuführender (darum aber den Willen stärkender, und den Knaben und Jünglingen um so lieberer) Uebungen ermöglichen; sie sind aber auch Gehülfen, welche den Turner auf etwaige Fehler der Uebung, die der Lehrer, der 4 Riegen zu leiten hat, leicht übersehen kann, aufmerksam zu machen haben... — Die Vorturner müssen behufs ihrer Ausbildung und zum Lohn für ihre Leistung noch in einer besonderen Vorturnerstunde Unterricht erhalten. —

Für das Geräthturnen ist eine Turnordnung zu befolgen, nach welcher in jeder Turnstunde die Körperthätigkeit zwischen Ober- und Untergliedern wechselt. — Jede Turnstunde beginnt, bevor zum Geräthturnen gegangen wird, mit einer gemeinschaftlichen Uebung aller Turner eines Viertels, welche abwechselnd je einer der beiden Lehrer des Viertels commandirt. Als solche Massenübungen werden betrieben: Freiübungen, Ordnungsübungen, Uebungen in der Strecklage, mit den Hanteln, den Windestäben, dem kurzen und langen Schwungseil.

Lehrkräfte. Für den Turnunterricht der Schüler höherer Schulen bedarf die Anstalt eines Lehrer-Collegiums, welches — um den geschilderten Betrieb möglich zu machen — aus 8 Mitgliedern bestehen müßte, nämlich aus 1 Dirigenten, 3 ordentlichen Lehrern, 4 Hülfslehrern. Alle diese müßten geistig gebildete Männer, nicht ohne körperliche Fertigkeit sein, die mit Liebe und Eifer ihrem Lehrerberuf sich hingäben und an ihrer Entwicklung — körperlicher wie geistiger — durch eigenes fortgesetztes Turnen und durch ernste Studien hauptsächlich auf turnerischen Gebieten arbeiteten. — — Aus mehreren demnächst zu erörternden Gründen ist es nöthig, daß die in der Halle unterrichtenden Lehrer ein in sich verbundenes einheitliches und selbstständiges Lehrer-Collegium bilden, nicht aber als vereinzelte, anderen Anstalten angehörige Turnlehrer nur die Räume der Halle zur Abhaltung ihrer Turnstunden benutzen. Die Gründe für die Einheit und Selbstständigkeit des Lehrer-Collegiums liegen zunächst in dem Nutzen, den ein solches der Anstalt und dem Betriebe in derselben bringen würde, weiterhin aber in der Hebung der Turnsache überhaupt, die bis in ferne Kreise durch dasselbe angeregt werden könnte. Der Nutzen für die Anstalt selbst und den Turnbetrieb in derselben ist in der Einheit des Systems und der Methode, sowie in der Einheit des sittlichen Strebens zu suchen, die durch eine solche Verbindung tüchtiger turnerischer Lehrkräfte sich herausstellen, und bei jedem Lehrer als eine mächtige Hülfe für seine persönlichen Kräfte auftreten müßte. Erweckt und erhalten wird diese Einheit unmittelbar durch regelmäßige monatliche Conferenzen zur Besprechung über turnerische Angelegenheiten, sowie durch regelmäßige wöchentliche Uebungen, aus welchen (Conferenzen und Uebungen) neben der Erhaltung turnerischer Fertigkeit die Gewinnung klarster Einsicht in alle Vorgänge der Technik sowie mancher bildende Gedankenaustausch, der lebendiger im lebensvollen Betriebe der Sache sich herausstellt, erwächst. — —

Beilage C.

Abdruck aus der Vossischen Zeitung vom 18. November 1862.

Das Turnen unserer männlichen Jugend ist in stetem Wachsen begriffen, unsere gut eingerichteten Turnräume fassen kaum noch den Andrang der Schülermassen und der Erwachsenen. Mit Sehnsucht wird daher von unseren Turnvereinen der Bau der großen städtischen Turnanstalt erwartet, welche dem Vernehmen nach auf einem Grundstück zwischen der Alexandrinen-, Dresdener-, Prinzen- und Sebastiansstraße errichtet werden soll. Der beabsichtigte 150 Fuß lange, 60 Fuß breite Saal wird nach seiner Vollendung zwar einer der schönsten und größten Deutschlands sein, ob aber damit dem turnerischen Bedürfnisse Berlins Genüge geschehen wird, ist eine andere Frage. Auch dieser Saal wird sich sehr bald mit Turnern überfüllen, denn die Vereinsturner, deren Zahl jetzt schon zwei Tausend übersteigt, könnten nicht Alle, selbst nicht in drei Abtheilungen, an je zwei Abenden der Woche darin turnen, da der Saal nur auf Fünfhundert berechnet ist. Auch würden die wohlhabenderen und größeren Vereine sich sofort dieses Saales bemächtigen, die anderen Vereine müßten sich ihnen unterordnen oder anderwärts turnen, es würde also wiederum Mangel an Turnraum entstehen. Die Anlage von noch drei großen Anstalten, wie sie allerdings beabsichtigt ist, steht bei der großen Kostspieligkeit derselben doch wohl noch in weiter Ferne. Besser würde daher für unsere Vereine gesorgt sein, wenn ein früherer Vorschlag eines hiesigen Sachverständigen, welcher sich auch ungleich mehr den Wünschen der meisten Herren Directoren der höheren städtischen Schulen anschließt, bei den städtischen Behörden durchgegangen wäre: möglichst bei jeder dieser Schulen einen Turnsaal einzurichten und diese Säle Abends den Vereinen gegen eine nicht zu hohe Miethe zur Verfügung zu stellen. Nach dem Muster der neuesten, zweiten Kluge'schen Turn-Anstalt Potsdamer Communication No. 7, die allen Anforderungen des Schul- und Vereins-Turnens entspricht, kostet eine solche wenig über 2000 Thaler: es könnten also für die zum Bau der größeren Halle bereits bewilligte Summe von 25,000 Thalern sofort zwölf Turnsäle an den verschiedensten Orten Berlins, in nächster Nähe der Schulen, erbaut werden, was für die Schulen und die Vereinsturner nur erwünscht sein könnte. Die Schulen in der Georgen-, Niederwall-, Sebastians-, Kloster-, Keibelstraße und am Stralauer Platz haben Raum genug zu sofortigem Bau eines solchen Turnsaals, für die anderen fänden sich wohl Grundstücke in der Nähe. Auch auf den Höfen vieler Communalschulen wäre entsprechender Raum. Lassen wir uns daher nicht durch das Großartige eines solchen imposanten Baues blenden, das Bedürfniß wird nicht befriedigt, ja es möchten sich für die Schulen wohl noch ernstere Mängel herausstellen — noch ist es Zeit!

Beilage D.

Abdruck aus der Vossischen Zeitung vom 20. November 1862.

Die vorgestrige Nummer dieser Zeitung bringt einen Artikel über Turnhallen, dessen nicht unbedenkliche Folgerungen zu prüfen wir im Interesse der öffentlichen Meinung für geboten halten. Es gab eine Zeit, — und sie ist noch nicht lange vergangen, — wo man alle Mittheilungen officieller und officiöser Blätter über Turnangelegenheiten im Publikum um deswillen mit sichtlichem Wohlgefallen aufnahm, weil man annahm, daß doch wenigstens etwas gethan in der Sache sei, und schon dies hielt man für einen Fortschritt. Jetzt, wie gesagt, nachdem die Bemühungen des Turnrathes, sowie die Kammerverhandlungen, die Aufsätze eines Siegemund, Maßmann, Angerstein, die Reden eines Virchow, Harkort, Techow über jenes Regierungs-„Turn-"(?) System das gehörige Licht verbreitet haben, — jetzt weiß Jedermann, daß dieses officielle „Turnen" weniger werth als gar kein Turnen ist. In einer ähnlichen Lage dürfte sich das Publikum beim Lesen des vorgestrigen Artikels befinden: auch hier dürfte mancher Unbefangene die dort ausgesprochenen Ansichten für sehr richtige, gutgemeinte und zweckmäßige halten. Wer jedoch im turnerischen Leben steht, wer namentlich die hiesigen Verhältnisse kennt, der wird keinen Augenblick über das Gegentheil im Unklaren gewesen sein, und nur zur Belehrung des Publikums und um dieses vor leicht gefährlichen Irrungen zu bewahren, halten wir uns zu einer Widerlegung jenes Artikels verpflichtet. Zuvörderst ist es allerdings sehr wahr, daß unsere gesammte Turnerschaft mit Sehnsucht der Vollendung der ersten großen städtischen Turnhalle entgegensieht, und diese Sehnsucht ist nicht etwa die Folge einer „Verblendung", eines leichtsinnigen Wunsches nach der „Großartigkeit eines imposanten Baues", sondern sie ist hervorgerufen durch das sehr tief liegende Bedürfniß nach solch' einem Raume, der die Pflanzstätte werden soll für eine „Schule", der Sammelpunkt für die Gesammtheit der Turn-Genossen eines Viertels, die durch die Größe und Menge der Räumlichkeiten, der Lehr- und Uebungsmittel bedingte Hochschule des Turnens. Sehen wir nur einmal nach Leipzig, wo seit langer Zeit schon solch' eine Centralhalle existirt, die trotzdem neuerdings durch einen noch weit imposanteren Bau ersetzt wird, betrachten wir die Resultate des dortigen Turnens, — so werden wir uns wahrlich gestehen müssen, daß die Existenz einer solch' großen Halle nicht den kleinsten Antheil daran hat. Es gehört eben die einheitliche, nur in ein und demselben Raume ganz durchführbare Leitung, die Unbeschränktheit im Raume, die imposante Wirkung der Massen, die Mannigfaltigkeit und Vielheit der Geräthe, die reicheren, materiellen und geistigen Mittel einer solchen großen Anstalt, die auch Versuche und Experimente gestatten, dazu, — und das Alles sind Gründe der gewichtigsten Art genug, um immer und immer wieder auf große Turnhallen hinzuweisen. Daß wir hierbei nicht eine Centralisation des ganzen Berliner Turnens in einer solchen Halle in einem entfernten Viertel der Stadt wollen, ist ganz selbstverständlich, — nur muß doch ein Anfang gemacht werden, ein Anfang, dessen Resultate sehr bald selbst alle Diejenigen, welche heute unter den Vätern der Stadt noch zweifelhaft oder „irregeleitet" sind, zur raschen Vermehrung der Hallen veranlassen wird. Leider sind die Verhältnisse der Berliner Turnerschaft selbst nicht derart, um aus eigener Kraft gleichzeitig sofort eine solche Halle zu bauen, wie es in Hamburg, in Leipzig, in Frankfurt a. O., in Barmen u.s.w. der Fall ist, — sonst würden diese beiden, zu gleicher Zeit herzustellenden Hallen ungefähr das jetzige Bedürfniß der Turnerschaft decken. Und wie würde sich dieselbe ausbreiten und vermehren, wenn ihr solch' würdige Uebungsstätten geboten würden? Es ist ganz gewiß anzunehmen, daß selbst dann noch alle guten kleinen Turnsäle, namentlich auch die Kluge'schen, überfüllt sein würden, und so fort und fort, selbst dann noch, wenn auch schon vier große Hallen daständen. Die kleinen Säle aber thun's wahrlich nicht; sie dienen nur dazu, das Berliner Turnwesen mehr und mehr zu zersplittern, und dessen einheitliche Schule und Leitung immer mehr zu erschweren. Wenn der Verfasser jenes Aufsatzes zu befürchten scheint, daß die kleineren und unbemittelteren Vereine übrigens trotz alledem keinen Genuß von der großen Halle haben würden, weil sich die größeren und wohlhabenderen derselben sofort bemächtigen würden, so scheint er vergessen zu haben, daß hier ein Turnrath existirt, dessen Bestreben dahin geht, aus den vielen Vereinen eine Turnerschaft zu bilden, und der es sich zur Aufgabe machen müßte, zuvörderst für die kleineren Vereine, die keine genügenden Mittel und Räumlichkeiten haben, diese Halle in ihrer unbenutzten Zeit zu reserviren. Daß einzelne Directoren der Schulen sich gegen große Hallen und für Turnsäle bei ihren Schulen ausgesprochen haben, ist kein Geheimniß, ebensowenig wie die selbstverständlichen offenkundigen Beweggründe dieser Herren; — am allerwenigsten aber dürften die Motive jenes „hiesigen Sachverständigen" zu verkennen sein, von dessen Urtheil im vorgestrigen Auffsatze die Rede ist. — Aber noch ist es nicht Zeit, doch hoffen wir, bald rufen zu können: Endlich ist es Zeit!

Beilage E.

Vorstellung des Berliner Turnlehrer-Vereins an die städtischen Behörden Berlins.

Berlin, im Januar 1863.

Die Hochlöblichen städtischen Behörden hiesiger Residenz sind entschlossen, das Turnen der Schuljugend Berlins durch großartige Einrichtungen zu organisiren. Die von der städtischen Turn-Commission hierüber gepflegten Verhandlungen nähern sich dem Abschluß.

Der unterzeichnete, seit 1856 hier bestehende Turnlehrer-Verein hat zwar noch nicht Kenntniß erlangt von dem endgültigen Plane, nach dem der Bau der ersten großen Turnhalle ausgeführt werden soll; und eben so wenig ist ihm bekannt, nach welchen Grundsätzen die Behörden in Zukunft das Turnen der Schuljugend zu regeln gedenken: um so mehr hält er es für seine Pflicht, seine Meinung in Betreff dieser Angelegenheit den Hochlöblichen Behörden gegenüber auszusprechen.

Es liegen uns die den Behörden im Jahre 1861 von dem Herrn Dr. med. Angerstein und dem Turnlehrer Herrn H. O. Kluge gemachten Vorschläge vor, und nach reiflicher Ueberlegung sind wir in der Lage bekennen zu müssen, daß beide Vorschläge weder dem Interesse der Schule entsprechen, noch die Erfolge, die nach der Ausführung eines derselben erzielt werden können, zu den enormen Kosten in irgend welchem nennenswerthen Verhältniß stehen würden.

Die erste allgemeine deutsche Turnlehrer-Versammlung, die in den Tagen des zweiten deutschen Turnfestes hier zusammentrat, und ebenso die zweite deutsche Turnlehrer-Versammlung, die in den Pfingsttagen verflossenen Jahres in Gera abgehalten wurde, haben folgenden Grundsatz für die Pflege des Schulturnens ausgesprochen:

> „Das Turnen der Schüler muß mit der Schule in innigster Verbindung stehen, jede Trennung desselben von der Schule wird immer dem Turnen zum Schaden gereichen."

Nach diesem Grundsatz, der auch in der Ministerial-Verfügung von 1844 als der leitende von Anfang an aufgestellt ist, halten wir uns für verpflichtet, unsere Bedenken gegen die Vorschläge genannter Herren zu äußern.

Nach dem Plane Angerstein's tritt mit der Verwirklichung desselben das Schulturnen aus der Verbindung mit der Schule. Es gestaltet sich in Folge dessen als ein der Schule Nebengeordnetes, während es doch als Unterrichtsgegenstand zu betrachten ist.

Es ist nach Angerstein's Plan ferner nicht nöthig, daß Turnlehrer zugleich Schullehrer sind. Namhafte Autoritäten haben aber übereinstimmend die entgegengesetzte Ansicht ausgesprochen.

Nach demselben Vorschlage fällt die Zeit für's Turnen auf die Stunden von 11—12½ und von 4—7 Uhr, und zwar turnen in dieser Zeit immer

500 Schüler von verschiedenen Anstalten, die nach Größe und Tüchtigkeit in verschiedene Turnklassen getheilt werden.

Hiergegen bemerken wir, daß uns die Zeiteintheilung nach hiesigen Verhältnissen, in Erwägung der großen Entfernungen der einzelnen Schulen von der Turnhalle, für durchaus unzweckmäßig, das Häufen solcher Schülermassen als höchst bedenklich und die Bildung von Turnklassen aus verschiedenen Schul-Anstalten als geradezu unausführbar erscheint, wie solche Einrichtungen zwar bestanden 1844—46, aber nach dem Beschluß der Directoren und Lehrer und dem Wunsche der Schüler selbst aufgehoben worden sind. Haben doch die Hochlöblichen Behörden Berlins selbst beschlossen: „Die großen gemeinsamen Turnplätze sollen aufhören; jede Schule soll ihren gesonderten Turnplatz und ihre eigene Turnzeit haben, und der Unterricht selbst von der Schule in spezielle Aufsicht genommen werden.“

Die vom Turnlehrer Kluge gemachten Vorschläge verdienen vor denen Angerstein's den Vorzug, da sie mehr dem Interesse der Schule Rechnung tragen, sind aber dennoch nicht im Stande die Zwecke des Schulturnens in gedeihlicher Weise zu fördern. Denn wenn auch nach Kluge's Vorschlage der Turnunterricht von Schullehrern ertheilt werden soll, und wenn auch die Turnklassen mit den Schulklassen zusammen fallen sollen, so dürfte doch auch die Ausführung desselben dann auf sehr große Schwierigkeiten stoßen, wenn nicht jede Schule ihren eigenen Turnraum hat.

Da wir demnach beiden Vorschlägen nicht zustimmen können, so halten wir es, bei unserer Stellung zur Schule und zum Turnen, für unsere Pflicht, den Hochlöblichen Behörden folgende Grundsätze für die künftige Organisation des Berliner Schulturnens zu geneigter Beachtung zu empfehlen:

1) Das Turnen muß, wenn irgend nennenswerthe Erfolge erzielt werden sollen, mit der Schule in die allerinnigste Verbindung treten, was aber nicht geschieht, wenn eine Turnanstalt unter einem eigenen Director und demselben untergeordneten Lehrern hergestellt wird.
2) Es ist dringend geboten, für jede Schule in unmittelbarer Nähe einen Turnraum auch für den Winter zu schaffen, was, wie neuerdings in öffentlichen Blättern nachgewiesen ist, nicht als unausführbar und nicht so kostspielig erscheinen dürfte als die Herstellung der beabsichtigten großen Turnanstalt, die voraussichtlich bei weitem mehr den Turnvereinen als den Schulen zu Gute kommen würde. Eine Turnhalle bei der Schule ließe sich mit circa 2000 Thalern herstellen.
3) Den Turnunterricht müssen Schullehrer ertheilen, wenn möglich solche, die auch in anderen Gegenständen an derselben Anstalt unterrichten.
4) Der Turnunterricht steht, wie jeder andere Unterrichtsgegenstand, unter Aufsicht des betreffenden Anstalts-Dirigenten.
5) Zur Förderung der Einheit in Einrichtung und Methode des Schulturnens erscheint es allerdings dringend geboten, daß in der Aufsichtsbehörde die technische und methodische Seite der Sache durch

einen Sachverständigen vertreten sei, der sich auf dem Gebiete des Schulturnens bereits hinreichend bewährt hat.

Der Berliner Turnlehrer-Verein.

Im Auftrage:

Kawerau,
Kgl. Gymnasial- und Turnlehrer.
z. Z. Vorsitzender d. V.

Beilage F.

Dr. Angerstein's Gegenschrift gegen das vorhergehende Schreiben des Berliner Turnlehrer-Vereins.

Von amtlicher Seite ist mir ein Schreiben zugegangen, welches der Berliner Turnlehrer-Verein durch seinen Vorsitzenden Herrn Kawerau an die städtischen Behörden gerichtet hat, und in welchem der genannte Verein Grundsätze für die künftige Organisation des städtischen Turnens, sowie Betrachtungen über den Bau einer großen städtischen Turnhalle hinstellt. Als sachverständiges Mitglied des städtischen Turn-Curatoriums glaube ich die Befugniß zu haben, über jene so mitgetheilten Grundsätze und Betrachtungen den Hochlöblichen städtischen Behörden meine Ansichten zu eröffnen.

Wenn der Berliner Turnlehrer-Verein in seinem Schreiben zunächst sagt, daß er keine Kenntniß von dem Plane zur Erbauung der städtischen Turnhalle, sowie von den Grundsätzen des künftigen Turnbetriebes habe, so ist nicht recht einzusehen, mit welcher Berechtigung er die Besorgniß — die aus seinem ganzen Schreiben hervorgeht — haben könne, daß jener Plan und jene Grundsätze wenig zu einer gedeihlichen Entwicklung der städtischen Turnverhältnisse beitragen werden. Der Berliner Turnlehrer-Verein gründet seine Besorgniß, wie sich herausstellt, vornehmlich auf die Angerstein'schen und Kluge'schen Vorschläge, welche, um eine Verbesserung des städtischen Turnens anzuregen, vor längerer Zeit den städtischen Behörden vorgelegt waren, und es scheint jener Verein anzunehmen, daß die erwähnten Vorschläge ohne Weiteres von den städtischen Behörden adoptirt worden seien. Diese Annahme ist aber eine irrige. Denn die städtischen Behörden haben sich stricte weder für den einen noch den anderen jener Vorschläge entschieden, sondern eine aus Stadtverordneten und Magistratsmitgliedern gemischte Deputation niedergesetzt, um jene Vorschläge zu prüfen und die durch dieselben angeregte Angelegenheit weiter zu führen und zu entwickeln. Aus der Thätigkeit der gemischten Deputation ist nun zunächst das städtische Turn-Curatorium hervorgegangen, welches als seine Hauptarbeit den Entwurf des vorliegenden Planes zur Erbauung einer städtischen Turnhalle, sowie demnächst einen Organisationsplan des städtischen Turnwesens betrachtet hat. Somit verlieren die Protestationen des Turnlehrer-Vereins gegen die Angerstein'schen Vorschläge an Werth, weil nicht letztere Vorschläge allein, sondern die Arbeit des gesammten

Turn-Curatoriums zu betrachten ist. Indessen unternehme ich es, die einzelnen positiven Grundsätze des Turnlehrer-Vereins, wie sie in dem vorgelegten Schreiben enthalten sind, näher zu beleuchten.

Der Turnlehrer-Verein stellt an die Spitze seiner Erwägungen den Grundsatz: Das Turnen der Schüler muß mit der Schule in innigster Verbindung stehen, jede Trennung desselben von der Schule wird immer dem Turnen zum Schaden gereichen. Zugleich meint der betreffende Verein irrthümlich, daß die Angerstein'schen Vorschläge und die künftige Organisation des städtischen Turnwesens diesem Grundsatze zuwider seien. Die Auffassung des Turnlehrer-Vereins von obigem Grundsatze scheint etwas oberflächlich, denn er sieht die Vereinigung des Turnens mit der Schule hauptsächlich darin, daß die Turnanstalt mit dem Gebäudecomplex der Schulanstalt verbunden sei, hat also eine rein äußere Vereinigung besonders im Auge. Darauf ist aber zu sagen: Als Schule ist nicht die einzelne Schulanstalt mit ihrem Gebäudecomplex aufzufassen, Schule ist ein mehr geistiges allgemein umfassendes Wesen, Schule ist „Erziehung im Allgemeinen", welche nur in der einzelnen Schulanstalt eine concrete, aber in der Concretion immer unvollkommne Darstellung findet. Das Turnen soll auch nach Angerstein's und des Turn-Curatoriums Ansichten innerlich und wesentlich nicht von der Schule, d. h. der Erziehung im Allgemeinen, getrennt sein, denn es soll, wie alle andern Theile der Erziehung, von der Erziehungsbehörde überwacht und geleitet werden, aber es erscheint nicht nöthig, daß es mit der einzelnen Schulanstalt verbunden sei. Zur Schule (d. h. als Erziehung) gehört doch noch Manches, was die einzelne Schulanstalt nicht bieten kann, z. B. Kirche und Familienleben.

Könnte man nicht mit demselben Rechte wie beim Turnen fordern, daß jede Schulanstalt ihre eigene Kapelle zum besonderen Gottesdienst der Schüler haben, oder daß jede Schulanstalt alle ihre Schüler zu einem abgeschlossenen Schul-Familienleben vereinigen solle?

Warum soll das Turnen nicht ähnlich, wie Kirche und Familie, der Schulanstalt nebengeordnet sein dürfen?

Der Turnlehrer-Verein fordert ferner, die Turnlehrer müssen zugleich Schullehrer sein, während nach den Angerstein'schen Vorschlägen dies als nicht unumgänglich nöthig hingestellt wurde. Meiner Ueberzeugung nach ist es allerdings wünschenswerth, daß die Turnlehrer zugleich Schullehrer seien, aber nicht unter allen Umständen nothwendig. Denn die Turnlehrer müssen zu allererst gebildete Männer sein, so gebildet, daß sie überhaupt Lehrer der Jugend sein können. Sie müssen ferner technische Kenntniß und Fertigkeit des Turnens haben, die ebenfalls selten ist bei Klassenlehrern. Haben aber letztere alle diese Eigenschaften, nun so werden sie zunächst zu Turnlehrern berufen sein und werden. Aber die erste Bedingung für einen gedeihlichen Turnunterricht ist, gute Turnlehrer zu haben; und man muß nicht unter allen Umständen Klassenlehrer als Turnlehrer haben wollen, auch wenn sie schlechte Turnlehrer wären. Lieber wähle ich, wenn ich unter den Klassenlehrern nur schlechte Turnlehrer finde, einen guten Turnlehrer, der nicht zugleich auch Klassenlehrer ist. Denn ob der Turnlehrer auch zugleich deutschen Unterricht ertheilt, oder Rechnen, Geographie, Schreiben, Zeichnen rc. lehrt, ist ziemlich gleichgültig, wenn er nur vermöge seines Herzens und seiner Bildung erzieherisch auf die Jugend wirken kann. Wer gut in der Geographie rc. unterrichtet, ist darum noch kein guter Turnlehrer, ist darum auch noch kein guter Erzieher.

Mit welchem Rechte fordert ferner der Turnlehrer-Verein, das Turnen solle unter specieller Aufsicht des Schulanstalts-Dirigenten stehen, eines Mannes, der doch selten ein eingehendes Verständniß des Turnens haben und deshalb in fast allen das Turnen betreffenden Angelegenheiten dem Urtheil und Rath des ihm untergeordneten Turnlehrers seiner Anstalt anheim gegeben sein würde? Muß es nicht sowohl im Interesse des Turnens als der erzieherischen Autorität des Directors viel zweckmäßiger erscheinen, daß letzterer — in einer eigenen Turnanstalt — ein sachverständiger, turnerfahrener Mann sei, der freilich in seiner allgemeinen Bildung auf der Höhe eines Schuldirectors stehen müßte. Der weitere Tadel der Zeiteintheilung des Turnens, den die Schrift des Turnlehrer-Vereins mit Rücksicht auf die weiten Wege der Schüler zur Turnanstalt ausspricht, ist von selber gehoben, wenn man bedenkt, daß die städtischen Behörden als endliches Ziel für das Turnen in Berlin drei Hallen bestimmt haben, bei deren Bestehen alsdann die Wege der Schüler zur Turnanstalt nicht mehr weit sein würden. Uebrigens sind, im Gegensatz zu der Behauptung des Turnlehrer-Vereins, große Schülermassen beim Turnen sehr wohl zu handhaben, wenn nur (wie es bei der künftigen Organisation des städtischen Turnens anzunehmen ist) genügende Lehrkräfte — was nämlich die Zahl und Fähigkeit der Lehrer betrifft — vorhanden sind. Auch die Bildung von Turnklassen auf Grund der körperlichen Entwickelung der Schüler ist ausführbar und bereits ausgeführt. Für diese meine beiden letzteren Behauptungen giebt der ehemalige Turnplatz vor dem schlesischen Thore in dem Betriebe, wie er in den Jahren 1846 und 47 dort Statt fand, einen thatsächlichen Beweis. Mit Hülfe freiwillig und unentgeltlich arbeitender Lehrer in genügender Zahl bestand damals dort bei einer Schülermasse von Tausend und bei einer Eintheilung der Turner in Turnabtheilungen auf Grund der körperlichen Entwicklung ein Turnleben, so ordnungsmäßig, so anregend und bildend, so unvergeßlich Jedem, der daran Theil genommen, wie es seitdem in Berlin noch nie und nirgend wieder da gewesen. Daß damals die erwähnte Einrichtung sich nicht in Blüthe erhielt, lag an dem bald eintretenden Abgang und Mangel der (freiwilligen) Lehrer, zum Theil auch wohl an der großen Entfernung des Platzes vom Stadtmittelpunkte, die doppelt lähmend wirkte, seitdem nach ihrem Abgange mehrere der anregendsten Lehrer nun nicht mehr die Schüler das Opfer eines weiten Weges vergessen machen konnten. Was hat man aber erreicht, seitdem man jene großen Turnplätze wie den erwähnten aufgehoben, und das Turnen auf die engen Schulhöfe der Gymnasien rc. verwiesen? Die Resultate sind — trotzdem gegen früher die Lehrerzahl weit vermehrt wurde — geringer, zum Theil verschwindend klein geworden. Ueber mehrere der obigen Sätze erlaube ich mir, um nicht allein meine Ansicht anzuführen, die Worte und Gedanken einer alten und namhaften Autorität des Turnens, des Turnlehrers Lübeck, zu citiren. Derselbe sagt in seinem „Lehr- und Handbuch der deutschen Turnkunst, 2te Auflage, Frankfurt a. d. Oder 1860" Seite 190 u. 91: „Ein in neuerer Zeit gemachter Versuch, das Turnen in den Lehr- und Schulplan in der Art aufzunehmen, daß — auf, bei den Schulen gelegenen Turnplätzen — die Schüler nach den Schulklassen vereint turnen, ist ebenfalls mißlungen.

Die Klassen-Eintheilung der Schule läßt sich nicht auf den Turnplatz übertragen, weil die Befähigung zur Klasse und die Ordnung in derselben nach der geistigen Entwickelung der Schüler geschieht; also in der Klasse ihrer körperlichen Ausbildung nach: „stark und schwach, groß und klein" sich findet, welche beim Turnunterricht nach dieser ihrer körperlichen Entwickelung und Befähigung sehr viele verschiedene Abtheilungen geben, dem Lehrer den Unterricht erschweren und den Erfolg der Erziehung in Frage stellen. Der Lehrer ist gezwungen, in solchen Schul-Turnklassen sich nach den Schwächeren und Kleinen in seinem Lehrgange zu richten, kann mithin niemals den größeren und kräftigeren Schülern das Maaß der Uebung gewähren, so ihrer körperlichen Entwickelung Bedürfniß ist. Aus gleichem Grunde ist der Versuch mißlungen, jeder Schulklasse einen begrenzten Uebungskreis zu geben.

Ebenso verschieden wie die Klassen-Eintheilung ist die Anwendung der Schul-Disciplin beim Betreiben der Uebungen, am wenigsten aber nutzbar die in neuerer Zeit beliebte „jede selbstständige nicht geforderte Bewegung, jedes Wort" durch Tadel und Nachbleiben zu rügen. Die Schule fordert als erste Bedingung körperliche Ruhe, um die geistige Thätigkeit der Schüler ausschließlich auf den Lehrgegenstand zu richten, die Spannung dahin zu erhalten, damit die schulgemäße geistige Erziehung erzielt werde. Des Turnplatzes Hauptgesetz ist Bewegung, weil auf ihm durch diese die körperliche Entwickelung gefördert und gebildet werden soll, daher muß dem Knaben überall das möglichste Maaß freier Bewegung gewährt werden. Das geistige Wesen tritt hinzu, um die leibliche Thätigkeit sittlich zu regeln und vor Ueberschreitungen zu wahren.

Schule und Turnplatz müssen ihrem Sein und Wesen nach nicht untereinander, sondern als gleichberechtigte Theile stehen, wenn ein allseitiger Erfolg der Erziehung erlangt werden soll.

Beim Anschlusse des Turnens an die Schulen und die Einordnung in den Lehrplan derselben versuchte man auch, den Turnunterricht durch die Klassenlehrer geben zu lassen, indem man annahm, daß durch die Vereinigung der beiden Lehrrichtungen in einer Person, durch gleichmäßige Handhabung der Disciplin in steter Wechselwirkung von Klasse und Turnplatz, die Erziehung gewisser und vollständiger erreicht werden müsse.

Aber die wenigsten der Klassenlehrer eignen sich zur Ertheilung des Turnunterrichtes, weil das — für den Turnunterricht nothwendige — frische und körperliche Leben ihnen schon früher verloren gegangen ist und im Allgemeinen ihre persönliche, körperliche Erscheinung dem Schüler kein Vorbild zu erlangender Ausbildung zeigt. Pedanterie und Schulsteifheit sollen dann, beim Unterricht, das Verlorene oder Nichtbesessene ersetzen und greift man, um diese Lücken zu decken, zur peinlichsten Klassen-Disciplin, die — wie schon erwähnt — jedes Lautwerden, nicht Stillstehen oder Stillsitzen durch Tadel und ähnliche Klassenstrafen rügt. Die Folgen dieser Art zu lehren sind: Unwille und Theilnahmlosigkeit der Schüler an den Uebungen; Hervorsuchen aller erdenklichen Gründe, um sich durch häusliche oder ärztliche Zeugnisse vom Unterricht zu befreien; Leerwerden der Turnplätze und Säle."

Der Turnlehrer-Verein fordert endlich, es solle bei jeder Schule für 2000 Thlr. eine Turnhalle erbaut werden. Für diese Summe kann aber keine Turnhalle, sondern nur ein hölzerner Turnschuppen mit Steinpappbedachung hergestellt werden.

Während also in Leipzig, wo doch das Turnen auf hoher, vielleicht höchster Stufe der Ausbildung steht, eben jetzt eine große prächtige Turnhalle, welche für den Turnbetrieb aller Schüler und Erwachsenen bestimmt ist und genügt, vollendet worden, während in jüngster Zeit in Stettin, Hamburg, Barmen, Bremen, Gera ähnliche Hallen erbaut sind, und man überall, wo noch keine solchen vorhanden, nach ihrem Besitze sich sehnt, da empfiehlt der Turnlehrer-Verein, von der Erbauung einer großen Halle in Berlin abzustehen und statt dessen für jede Schule in deren unmittelbarer Nähe einen dürftigen Turnschuppen zu erbauen. Dabei soll eine große Kosten-Ersparniß eintreten. Prüfen wir diesen Plan näher.

Man kann freilich für 2000 Thlr. einen hölzernen Turnschuppen mit Steinpappbedachung erbauen. Aber Berlin zählt mehr als 20 Communal- und 9 höhere städtische Schulen; es wären also c. 30 Schuppen zu erbauen für eine Bausumme von 60,000 Thlr. Für diese 30 Schuppen müßten aber zunächst die Bauplätze erlangt werden, und wenn ein solcher Schuppen als Minimum 60′ lang und 24′ breit gefordert würde, also einen Bodenraum von 10 Quadratruthen bedecken sollte, so würde, bei einem Durchschnittspreise von 200 Thlr. für die Quadratruthe Bodenraum, der Bauplatz für jeden Schuppen 2000 Thlr. kosten, also für 30 Schuppen 60,000 Thlr., Bauplätze und Baukosten würden also zusammen 120,000 Thlr. betragen (wo liegt da die Ersparniß?!!), wobei noch nicht berücksichtigt ist, daß im Innern der Stadt in unmittelbarer Verbindung mit den Schulen fast nirgend unbebaute Plätze für die Turnschuppen vorhanden und zu kaufen wären, also noch nutzbare Gebäude zum Abbruch gekauft werden müßten, um Bauplätze zu schaffen. Dadurch würden aber oben berechnete Kosten noch mindestens verfünffacht, vielleicht verzehnfacht. Ferner ist zu berücksichtigen, daß ein hölzerner Schuppen nach wenigen Jahren bedeutender Reparaturen bedarf, und vielleicht schon nach zehn Jahren gänzlich erneuert werden muß, also bald doppelt kostet, während eine große stattliche Halle eine Reihe von Menschenleben überdauert, und den einmaligen Kostenaufwand durch reichliche Zinsen (materielle und moralische) vergütet. Endlich ist zu beachten, daß man für all diesen Geldaufwand nur traurige Turnwinkel erhielte, nicht würdig der Stadt Berlin, nur geeignet ein Häuflein Kinder in dumpfiger Enge freudlos sich abarbeiten zu lassen. Aber Licht und Luft würde ihnen fehlen, und der anregende, belebende Umgang großer Massen in großen hellen Räumen und auf großem freien Platze. Kein grüner Baum, kein blauer Himmel lachte im Sommer über einer froh sich tummelnden Turnerschaar, nein — zu den geöffneten Fenstern des Schuppens zöge herein über eine in Treibhauspflanzen-Cultur erbleichte Knabenklasse der Hauch eines engen Hofes, vielleicht noch gewürzt durch die Ausdünstungen des nahen Abtritts (keine Uebertreibung! ich kenne ein Beispiel der Art). Ist das ein Turnleben, belebend und erfrischend, wie es sein soll, ein Gegenmittel gegen das erschlaffende Sitzleben in der dumpfigen Schulklasse? Nein, fürwahr, das ist kein Turnen, wie es die Stifter des Turnens aufgefaßt haben, wie es Jeder auffassen muß, der durch das Turnen vollkräftige, lebensmuthige Jünglinge und Männer erziehen will. Man böte der Jugend, die um Brot bittet, einen Stein.

Darum können die Grundsätze, die der Turnlehrer-Verein vorlegt, mögen sie auch gut gemeint sein, doch meiner Ueberzeugung nach nirgend Eingang finden, wo man im Ernst ein wirkliches und wahrhaftiges Turnen, das Männer erziehen soll, einrichten will, und nicht ein bloßes Scheinturnen.

Berlin, den 2. März 1863.

Dr. E. Angerstein.

Beilage G.

Gutachten der Königlichen Schulbehörde über die städtische Turnhalle in Berlin.

Der Herr Minister der geistlichen, Unterrichts- und Medicinal-Angelegenheiten hat sich über die dermalige Einrichtung des hiesigen städtischen Turnunterrichts, soweit derselbe mit der großen städtischen Turnhalle in der Prinzenstraße in Verbindung steht, Bericht erstatten lassen.

Zu diesem Zwecke war unter dem Vorsitze des Geh. Ober-Regierungs- und vortragenden Ministerialraths Dr. Wiese eine Commission ernannt worden, deren Mitglieder außer unseren beiden Departementsräthen für das höhere Schulwesen waren: der Hauptmann Stocken, Unterrichts-Dirigent der Königlichen Central-Turnanstalt, der Stadtschulrath Dr. Hofmann, der Gymnasial-Director Dr. August, der Gewerbeschul-Director Dr. Gallenkamp und der Vorsteher einer Privat-Turnanstalt und Turnlehrer bei der Feuerwehr Kluge.

Diese Commission hat drei Sitzungen gehalten und sind ihre Wahrnehmungen und gutachtlichen Aeußerungen zu Protokoll genommen und auf Grund dieser Protokolle der Bericht abgefaßt worden.

Darauf bezüglich ist uns nun ein Ministerial-Erlaß vom 5. v. M. zugegangen, dessen wesentlichen Inhalt wir im Folgenden dem Magistrat mittheilen.

Der Bau und die architektonische Einrichtung dieser Halle muß für Zwecke des Schulturnens als verfehlt angesehen werden. Das durch die akustischen Verhältnisse herbeigeführte Getöse bei Bewegung der Schülermassen ist so groß und störend, daß von einem eigentlichen Unterricht, namentlich einem individualisirenden, nicht die Rede sein kann. Die alsdann noch übrig bleibenden Uebungen, welche bei dem durch die Räumlichkeiten sehr behinderten und unwirksamen Commando in selbstwillige und mangelhaft zu controlirende, wenigstens zu corrigirende Actionen der Schüler übergehen müssen, entsprechen nicht der Aufgabe des Schulturnens, lassen eine systematische und rationelle Durchbildung des Körpers nicht erreichen und verwandeln den in disciplinarischer und ethischer Beziehung zu erwartenden Erfolg des Turnens vielfach in das Gegentheil.

Diesem Uebelstande muß, wenn die bezeichnete Halle ferner den Zwecken des Schulturnens dienen soll, abgeholfen werden.

Es ist von einem Mitgliede der Revisions-Commission die Ansicht geäußert worden, daß dem Fußboden die störenden Eigenschaften eines Resonanzbodens genommen werden würden, wenn über den vorhandenen Dielen eine zweite Bretterschicht hergestellt, und der Zwischenraum mit weichen Stoffen ausgefüllt würde. Die Prüfung dieses Vorschlags, sowie des früher schon gemachten Vorschlags, daß die Halle für den Unterricht durch verschiebbare Wände in vier gesonderte Räume getheilt werde, muß zunächst bautechnischer Beurtheilung überlassen werden.

Wenn davon abgesehen wird, daß es in der Halle an einem allen Anforderungen entsprechenden Platz zum Springen fehlt und daß die jetzt zu den Springübungen benutzten Polster zweckmäßig mit Seegras- oder Korkmatratzen vertauscht werden könnten, so ist anzuerkennen, daß alle für das Turnen bestimmten Geräthe und Apparate zweckmäßig und solid beschaffen sind.

Zur Betreibung des Turnunterrichts sind der städtischen Halle zugewiesen: das Cöllnische und Louisenstädtische Gymnasium, die Louisenstädtische Realschule, die Friedrichs-Werder'sche und Louisenstädtische Gewerbeschule, die Stralauer höhere Bürgerschule. Nur hinsichts der drei Louisenstädtischen Schulen kann zugegeben werden, daß die bis zu 5 Minuten betragende Entfernung der betreffenden Schulhäuser von der Turnhalle den Verhältnissen entspricht. Die Entfernung der Lokale des Cöllnischen Real-Gymnasiums, der Stralauer höheren Bürgerschule und der Friedrichs-Werder'schen Gewerbeschule von der Turnhalle beträgt 15, 20 und mehr Minuten. Die Annahme dieser schon an und für sich zu weiten Entfernungen würde aber nur zulässig sein, wenn der Turnunterricht sich überall unmittelbar an den Schulunterricht anschlösse. Dies ist aber nicht der Fall; die Friedrichs-Werder'sche Gewerbeschule turnt z. B. Mittwoch und Sonnabend Nachmittag, und haben daher deren Schüler den Weg von ihren Wohnungen, der 30 und mehr Minuten betragen kann, zurückzulegen. Hauptsächlich mit hierin ist der Grund zu finden, daß die Theilnahme am Schulturnen abnimmt; während an der letztgenannten Schule früher nur etwa 9 Procent der Schüler vom Turnen dispensirt waren, so sind es gegenwärtig an 30 Procent.

Wenn das Schulturnen gedeihen soll, so ist erstes Erforderniß, daß das Turnlokal den Schülern leicht zugänglich ist. Dies ist in Bezug auf die städtische Turnhalle hinsichtlich der Friedrichs-Werder'schen Gewerbeschule, des Cöllnischen Real-Gymnasiums und der Stralauer höheren Bürgerschule nicht der Fall. Es sind daher für diese Schulen andere Turnlokale zu ermitteln, was hinsichtlich der Friedrichs-Werder'schen Gewerbeschule leicht in der Weise geschehen kann, daß dieselbe im Sommer ihren eigenen Turnplatz am Schullokal, und für den Winter den nahegelegenen Kluge'schen Turnsaal in der Lindenstraße benutzt. Das letztere dürfte auch für das Cöllnische Real-Gymnasium möglich und zweckmäßig sein.

Die Zahl der bei der Turnhalle betheiligten Schulen und die Rücksicht auf die Entfernung derselben von der Halle hat bei Ermittelung der Zeit zur Benutzung der letzteren für die einzelnen Schulen Schwierigkeiten gemacht, welche man nur durch Beeinträchtigung der herkömmlichen Ordnung der Schulstunden bei zwei Anstalten beseitigen zu können geglaubt hat. Der Turnunterricht der Louisenstädtischen Gewerbeschule findet statt Montag und Donnerstag von 11—12 Uhr; deshalb hat, um diese dem Unterricht am Vormittage entzogenen Stunden zu ersetzen, an den Nachmittagen des Montags und Donnerstags die Schulzeit bis 5 Uhr ausgedehnt werden müssen. Die oberen Klassen des Cöllnischen Real-Gymnasiums turnen an denselben Tagen von 5—6 Uhr. Um für diese den Anschluß an den Schulunterricht zu erreichen, wird der letztere an den bezeichneten Tagen statt um 2 erst um 3 Uhr begonnen. Dergleichen Abweichungen bringen unzuträgliche Schwankungen in den Betrieb der Schulen. Wird die Zahl der der Turnhalle zugewiesenen Schulen verringert, so werden diese Unzuträglichkeiten leicht zu beseitigen sein.

Ein fernerer Uebelstand, welchen die zu weite Entfernung einzelner Schulen von der Turnhalle mit sich führt, tritt darin hervor, daß das für die Schulen bestimmte Zeitmaaß des Turnens verschieden und für die Friedrichs-Werder'sche Gewerbeschule, sowie für das Cöllnische Real-Gymnasium offenbar zu gering ist, indem die Schüler des letzteren jedesmal unter etwa 40 Minuten turnen. Auch dieser Uebelstand kann in Folge der angeordneten Abzweigung dieser beiden Anstalten beseitigt werden.

Sollte die Errichtung noch anderer städtischer Turnhallen nach ihrer baulichen Construction und nach ihrem Zwecke der jetzt bestehenden analog erfolgen, so könnte dies nicht für zweckmäßig erachtet werden. Als Regel muß angesehen werden, daß jede höhere Unterrichtsanstalt ihren eigenen Turnplatz und Turnsaal in unmittelbarem Anschluß an ihre sonstigen Lokalien besitzt. Bei neu zu errichtenden Schulen dieser Art ist an dieser Forderung festzuhalten, und nur dann die Vereinigung mehrerer Schulen in einem Turnlokale zu gestatten, wenn die Unmöglichkeit, besondere herzustellen, überzeugend nachgewiesen ist, und die Entfernung der einzelnen Schulen von dem gemeinsamen Turnlokal die Benutzung des letzteren ohne Inconvenienzen möglich macht.

Der Turnunterricht wird für die sämmtlichen der Turnhalle zugewiesenen Schulen von besonders angestellten Lehrern und Hilfslehrern ertheilt, an deren Spitze der Dirigent Dr. med. Angerstein steht. Bis jetzt ist von den an höheren Unterrichtsanstalten arbeitenden Turnlehrern der Nachweis ihrer Qualification durch eine abzulegende Prüfung noch nicht gefordert worden; nur die in der hiesigen Königlichen Central-Turnanstalt ausgebildeten Lehrer erhalten ein von einer dazu constituirten Behörde ausgestelltes Zeugniß. Es steht der Erlaß einer Prüfungs-Ordnung für die Turnlehrer überhaupt bevor, und wird demnächst wegen Beibehaltung der jetzt an der Turnhalle fungirenden oder weiter anzustellenden Lehrer nach Maaßgabe derselben zu verfahren sein.

Bei der stattgefundenen Revision hat es nicht darauf ankommen können, die eigene turnerische Qualification der fungirenden Lehrer, sondern ihre Befähigung und Wirksamkeit als Turnlehrer zu ermitteln und zu berücksichtigen. Das diesfällige Resultat ist kein günstiges, wobei zugestanden werden mag, daß unzulängliche Organisation und Leitung, sowie äußerliche hindernde Verhältnisse die Erzielung eines besseren erschwert haben mögen.

Zunächst muß es gemißbilligt werden, daß für den Turnunterricht der einzelnen Schulen kein detaillirter Lehrplan ausgearbeitet und vorgeschrieben worden ist, welcher sowohl den Lehrern den nöthigen Anhalt bieten muß, als auch allein eine Controle der Thätigkeit und der Leistungen derselben ermöglicht.

Wie die Revision ergeben hat, wird die Hälfte oder das erste Drittel der Turnstunde regelmäßig mit Frei- und Ordnungsübungen ausgefüllt. Diese Uebungen rationell angelegt, richtig geleitet und exact ausgeführt, bilden einen der werthvollsten Zweige des Schulturnens. Der Betrieb dieser Uebungen in der Turnhalle muß sowohl, was ihre Leitung als ihren Einfluß auf Disciplin und Haltung der Schüler und ihren Erfolg angeht, als gänzlich verfehlt und wirkungslos bezeichnet werden.

In dem nach Beendigung der Freiübungen stattfindenden Unterricht der einzelnen Schülerabtheilungen durch die Turnlehrer ist ein klares Princip, nach welchem diese Abtheilungen gebildet würden, nicht zu erkennen; jedenfalls ist das am meisten im Interesse der Schüler liegende Princip, die Eintheilung nach den Schulklassen die Regel sein zu lassen, nicht befolgt.

Reicht bei den vorhandenen Schülermassen die Kraft und Zeit der angestellten Lehrer zu einem wirksamen und corrigirenden Einzelunterricht nicht aus, so hätte eine tüchtige Ausbildung und durchgreifende zweckmäßige Verwendung von Vorturnern die nächste Aufgabe sein müssen. Nach beiden Seiten aber ist nicht das Nöthige geschehen. Den Revisions-Commissarien hat das Schülerturnen in der Turnhalle unter Leitung der Lehrer den Eindruck eines wüsten Durcheinander gemacht. Jedenfalls fehlen die Eigenschaft und der Charakter des schulmäßigen Unterrichts. Und dies führt zu der wichtigsten Seite der Sache, in welchem Verhältniß diese Organisation und dieser Betrieb des Turnens zu der Schule selbst und deren Aufgabe steht.

Nach der allerhöchsten Ordre vom 6. Juni 1842 soll der Turnunterricht einen integrirenden Theil des Schulunterrichts bilden. Die in der hiesigen Turnhalle für sechs Schulen bestehende Einrichtung stellt das gerade Gegentheil dar. Die unter einem eigenen Dirigenten stehende Turnanstalt mit einem Lehrer-Collegium, das sich außer jeder Beziehung zu den betreffenden Schulen befindet, besorgt selbstständig den letzteren obliegenden Turnunterricht. Die Mittel, durch welche man einen Zusammenhang mit der Schule zu wahren versucht hat, haben sich als nicht ausreichend oder als wirkungslos erwiesen. Der Dirigent soll nach seiner Vocation auf die Wünsche der Schul-Directoren hören und sich mit ihnen verständigen. Die hierdurch den Directoren zugewiesene Stellung deckt deren Verantwortlichkeit für die Haltung und das Gedeihen ihrer Schulen den Behörden gegenüber nicht.

Der Versuch, die Autorität der Schule in der Turnhalle einigermaßen durch die aus den betreffenden Lehrer-Collegien bestellten Turn-Inspectoren vertreten zu lassen, hat sich als nicht ausreichend erwiesen und wird im Interesse der Turn-Inspectoren selbst nicht weiter fortgeführt werden können. Es kann nicht verkannt werden, daß durch die getroffene Einrichtung die nothwendige Einheit der pädagogischen Behandlung der Schuljugend aufgehoben und in die disciplinarischen Grundsätze eine innere Uneinigkeit gebracht ist. Die blos turnerischen Gesichtspunkte in dieser Beziehung scheinen mit der Pädagogik und der Disciplin der Schule nicht immer in Einklang zu stehen.

Wir bezweifeln nicht, daß die städtischen Behörden bei ihrem unverkennbaren Interesse für die Sache von der Unhaltbarkeit des jetzt Vorhandenen und von der Nothwendigkeit einer Reform sich überzeugen werden. Versteht es sich von selbst, daß bei den von der Turnhalle abzuzweigenden drei Schulen das Turnwesen integrirender und selbstständiger Theil jeder dieser Schulen wird, so ist darauf zu halten, daß dieses auch bei den in der Turnhalle verbleibenden drei Schulen ausgeführt wird, in der Art, daß die Turnhalle in ihrer jetzigen maßgebenden Allgemeinheit aufhört und jeder der betreffenden Schulen ein oder nach Bedürfniß mehrere Turnlehrer überwiesen werden, die in das Lehrer-Collegium eintreten, und um den vollen Zusammenhang des Turnens mit der Schule zu vermitteln und zu repräsentiren, an den Conferenzen der Lehrer-Collegien Theil nehmen.

Hinsichtlich der Qualification und Auswahl der Turnlehrer hat der Herr Minister der geistlichen, Unterrichts- und Medicinal-Angelegenheiten im Einverständniß mit der in den Conferenzen der Revisions-Commission ausgesprochenen Ansicht dahin sich ausgesprochen, daß es das Wünschenswertheste ist, wenn der Turnunterricht in den einzelnen Anstalten von wissenschaftlich gebildeten Mitgliedern des Lehrer-Collegiums übernommen und ertheilt wird, und wir sind veranlaßt worden, für Ausbildung von Candidaten des höheren Schulamts und von dazu geeigneten bereits fungirenden Gymnasiallehrern in der Königlichen Central-Turnanstalt hierselbst möglichst Sorge zu tragen. Soweit aber solche Personen zur Zeit oder überhaupt nicht zu erlangen sind, kann es sich nur empfehlen, den Turnunterricht an höheren Schulanstalten wirklich ausgebildeten Turn-Hilfslehrern zu übertragen. Die hiesige Königl. Central-Turnanstalt hat seit mehreren Jahren eine solche Anzahl vollständig ausgebildeter, auch applipatorisch befähigter Turnlehrer geliefert, daß die nöthige Auswahl leicht getroffen werden kann. Wie überall, so ist auch bei den künftig dem Unterricht in der Turnhalle verbleibenden Schulen für eine bestimmtere Sonderung derselben in den Turnabtheilungen zu sorgen, und ist dabei, so weit möglich, die Klasseneintheilung der Schule zu Grunde zu legen.

Für den Turnunterricht an jeder höheren Schule ist ein Lehrplan auszuarbeiten, und unterliegt derselbe, wie der Lehrplan für jeden anderen Unterrichtsgegenstand, unserer Prüfung und Genehmigung.

Dies der wesentliche Inhalt des Ministerial-Erlasses.

Darnach veranlassen wir den Magistrat:

1. das Cölnische Real-Gymnasium, die Friedrichs-Werder'sche Gewerbeschule und die Stralauer höhere Bürgerschule aus dem Verbande

mit der Turnhalle abzusondern und für jede Anstalt möglichst in der Nähe des Schullokals einen besonderen Turnunterricht einzurichten;

2. die Turnlehrer der Turnhalle unter die bis jetzt auf dieselbe angewiesenen Schulen je nach Bedürfniß zu vertheilen und zwar mit der Bestimmung, daß sie den betreffenden Lehrer-Collegien als technische Hilfslehrer zugeordnet werden.

Sobald der Magistrat die Ueberweisung der Turnlehrer an die einzelnen Anstalten wird bewirkt haben, werden wir die betreffenden Directoren zur Einreichung der Turnunterrichtspläne auffordern.

Dem Berichte des Magistrats wollen wir binnen drei Monaten entgegensehen.

Berlin, den 7. April 1866.

Königliches Provinzial-Schul-Collegium.
gez. Reichenau.

Beilage H.

Vertheidigung der Einrichtungen der städtischen Turuhalle.

(Abdruck aus der Vossischen Zeitung.)

Den wirklichen Freunden des Turnwesens hat wohl selten eine Einrichtung größere Genugthuung und Freude gewährt, als die hiesige städtische Turnhalle, deren Betrieb, besonders in Bezug auf das Schülerturnen, jedem unbefangenen Beobachter eine Befriedigung geben mußte, wie sie der Besuch anderer Turnanstalten selten zu bieten im Stande war. Um so mehr muß es Turnfreunden auffallend und betrübend sein, in einer vorstehend abgedruckten Verfügung des Königl. Provinzial-Schul-Collegiums von der darin erwähnten Commission den Betrieb des Schulturnens in der städtischen Turnhalle nicht nur nicht lobend anerkannt, sondern vielfach getadelt zu sehen. Ob die betreffende Commission, deren Mitglieder zum größeren Theile dem turnerischen Verhältnisse gänzlich fern stehen, theils auch in tendenziöser Weise eine sonst in turnerischen Kreisen wenig beliebte formelle Auffassung des Turnens vertreten, wirklich in der Lage war, den lebensvollen und von der Liebe und Begeisterung der Turnlehrer, die in der turnerischen Welt zum größeren Theile als bedeutende und maaßgebende Vertreter des Turnwesens anerkannt sind, getragenen Betrieb des Turnens in der städtischen Turnhalle richtig zu verstehen und zu würdigen, muß um so mehr bezweifelt werden, als die meisten Commissionsmitglieder nur etwa zweimal sich eine Anschauung dieses Betriebes verschafft haben und in ihrem Tadel einzelne Ausstellungen machen, deren Grundlosigkeit die Oberflächlichkeit der Beobachtung zur Evidenz nachweist. So wird gesagt, die in der Turnhalle zu Springübungen benutzten Polster seien zweckmäßiger mit Seegras- oder Korkmatratzen zu vertauschen, und doch waren diese sogenannten Polster, die nicht die Billigung der Commission gefunden haben, thatsächlich gerade solche Seegras- und Korkmatratzen, denn andere sind in der Turnhalle nie gebraucht worden. Wenn der Bau und die architektonische Einrichtung der Turnhalle für Zwecke des Schulturnens als verfehlt bezeichnet werden, so ist andererseits gerade bemerkt worden, daß die großartigen baulichen Verhältnisse der Turnhalle auf die jugendlichen Gemüther eine mächtige, erhebende Anregung ausgeübt haben, die als eine wesentliche Unterstützung der erzieherischen Einwirkungen des Lehrers aufzufassen ist, und die vielen Schülern die Rückkehr aus der Turnhalle in einen kleinen kastenartigen Turnraum, wie den Kluge'schen Turnsaal, so unleidlich macht, daß, wenn sie genöthigt sein würden, die Turnhalle zu verlassen, sie auch das Turnen selbst verlassen würden. Uebrigens sind die akustischen Verhältnisse nicht so ungünstig, daß nicht das Commando eines Lehrers auch bei mäßig lautem Sprechen, wenn nur die Worte scharf accentuirt werden überall deutlich verstanden würde. Und was das bei Bewegungen der Schülermassen entstehende Getöse betrifft, so ist dasselbe — früher dadurch hervorgerufen, daß der Turnsaal von dem darunter liegenden Keller nur durch einen einfachen Dielenboden geschieden war — gegenwärtig durch Abstaken der Kellerdecke auf ein Minimum zurückgeführt, das nirgend in einem Turnsaale vermieden werden kann. Wenn erwähnt wird, daß es in der Turnhalle an geeignetem Platze zum Springen fehle, so ist dieser Vorwurf einem Turner schwer begreiflich; denn was den Raum zum Springen anbetrifft, so ist stets die Hälfte der großen Turnhalle, nämlich ein Quadrat von 70 Fuß Seitenlänge, nur zu Sprungübungen verwandt worden. Keine Turnanstalt der Welt dürfte einen ähnlichen Raum zu demselben Zwecke zu verwenden haben. Was aber die Beschaffenheit dieses Sprungraumes anlangt, so ist derselbe gedielt und zu den Niedersprüngen werden Matratzen benutzt, wie es in den meisten Turnanstalten Gebrauch ist. Der Vorwurf zerfällt also in Nichts, und wirft ein sonderbares Licht auf die Sachverständigkeit oder Genauigkeit der Beobachter.

Es wird ferner die große Entfernung der einzelnen Schullokale von der Turnhalle, so wie der Umstand getadelt, daß das Turnen sich nicht unmittelbar dem Klassenunterrichte anschlösse. Was die Entfernung betrifft, so ist dieselbe (bei zwei Schulen höchstens 15—20 Minuten) für Berlin nicht bedeutend, und wird dadurch großentheils wieder aufgehoben, daß die Wohnungen sehr vieler Schüler der Turnhalle näher liegen als dem Schullokale. Ein unmittelbarer Anschluß des Turnens an den Klassenunterricht wird aber nur schwer stattfinden können, wenn man nicht außer der Zeit Nachmittags von 4—5 Uhr an den Montagen, Dienstagen, Donnerstagen und Freitagen und Vormittags von 11—12 Uhr noch andere Stunden für das Turnen gewährt, die in der Zeit des jetzigen Klassenunterrichts liegen. Denn eine Schule könnte — bei einem von der Commission geforderten Klassenturnen — auch wenn sie ein eigenes Turnlokal in unmittelbarer Verbindung mit der Schulanstalt besäße, bei wöchentlich zweistündlichem Turnunterrichte für jeden Schüler in der Zeit von 11—12 und von 4—5 wöchentlich nur 10 Turnstunden ertheilen, also nur fünf Klassen turnen lassen. Die Zahl der Klassen der in der Turnhalle turnenden Schulen beträgt aber das Doppelte oder Dreifache. Die Turnzeit, die in der Turnhalle den Schülern verschiedener Schulen zugemessen worden, ist allerdings ungleich. Dieser Umstand hat aber nicht in der Direction der Turnhalle, sondern in vielfachen Hindernissen, die von der Schule selbst ausgehen — hauptsächlich Ueberhäufung der Schüler mit Schulstunden, besonders Nebenstunden, wie Gesangstunden, Unterricht in fremden Sprachen, Laboratorium-Arbeiten u. s. w. — seinen Grund. Das Bestreben der turnerischen Direction war es stets, den Schülern mehr Turnzeit zu gewähren, als früher und anderswo geschehen. Und thatsächlich haben diejenigen Schüler, die nicht durch die Schule daran verhindert waren, z. B. die oberen Klassen der Louisenstädtischen Realschule, des Louisenstädtischen Gymnasiums und der Stralauer Stadtschule wöchentlich zweimal je neunzig Minuten Turnzeit gehabt.

Die Forderung, daß jede höhere Unterrichtsanstalt ihren eigenen Turnplatz und Turnsaal in unmittelbarem Anschlusse an ihre sonstigen Lokalien besitzen solle, dürfte für jetzt und lange Zeit in Berlin und anderswo unausführbar sein, da es meist an Raum und Mitteln zur Anlage derartiger Einrichtungen fehlt. Provinzial-Gymnasien, die einem ihrer Lehrer die Leitung des Turnunterrichtes für eine jährliche Remuneration von 50 Thalern übertragen, dürften wenig geneigt zum Baue einer Turnhalle sein, und in größeren Städten, z. B. in Berlin, wo es vielleicht nicht an den nöthigen Geldmitteln fehlte, würde die Enge der Stadt und der Mangel an Raum bei den einzelnen Schulen nur dunstige, enge Säle und dürftige Kummerplätze ohne Luft und Licht gewähren, die, von den Ausdünstungen der Abtritte durchzogen, das Turnen nicht zu einer Erfrischung und Belebung des durch das Klassensitzen erschlafften jungen Menschen, sondern höchstens zu einem Einlernen von Bewegungsformen machen würden. — Wenn Zweifel an der Befähigung und erfolgreichen Wirksamkeit der in der Turnhalle fungirenden Lehrer erhoben und daran erinnert wird, daß allein die auf der Königl. Central-Turnanstalt ausgebildeten Turnlehrer ein Qualifications-Zeugniß erhielten, so ist zu erwidern, daß — abgesehen von dem Rufe als turnerische Autoritäten, den der Dirigent und mehrere Mitglieder des Lehrer-Collegiums der Turnhalle durch allgemein günstig anerkannte und zum Theile von der Regierung selbst empfohlene turnerische schriftstellerische Arbeiten, sowie durch anderweitige ausgebreitete turnerische Thätigkeit seit lange sich erworben — der Dirigent und drei der Lehrer der Turnhalle die Ausbildung der Königl. Central-Turnanstalt genossen und von derselben in jeder Beziehung befriedigende Befähigungszeugnisse erhalten haben. — Der Vorwurf unzulänglicher Organisation und Leitung des Turnbetriebes in der städtischen Turnhalle kann nur dann erhoben werden, wenn man dasjenige, was in dieser Beziehung von anderen Turnanstalten jemals geleistet worden ist, in keiner Weise mit den Leistungen der städtischen Turnhalle vergleicht. Wäre eine solche Vergleichung gemacht worden, so würde man gefunden haben, daß nirgends anderswo die bis in die kleinsten Einzelheiten gehende Gewissenhaftigkeit der Leitung und die Genauigkeit und sachgemäße Berechnung der Bedürfnisse in der Organisation des Betriebes in höherem, ja kaum in gleichem Maße vorhanden sind. Dasselbe gilt in Betreff der Forderung eines detaillirten Lehrplanes für den Turnunterricht. Wenn irgend wo, so ist in dem Lehrer-

Collegium das Bedürfniß eines derartigen Lehrplanes gefühlt worden, und haben in Folge dieses Bedürfnisses die Lehrer der Turnhalle in eingehender und ernster Arbeit sich mit der Herstellung eines genau detaillirten Lehrplanes beschäftigt. Die Ergebnisse dieser Arbeit, über welche die Protokolle der Lehrer-Conferenzen Auskunft geben, haben die Lehrer der Turnhalle in den Stand gesetzt, nicht planlos, sondern wohl bewußt und klar die den verschiedenen Bedürfnissen ihrer Schüler angemessenen Uebungen auszuwählen und ausführen zu lassen. Uebrigens ist auch, bevor diese Arbeiten des Lehrer-Collegiums zu einem Resultate gekommen waren, nicht planlos in der Turnhalle geturnt, sondern es sind als zweckmäßig anerkannte Turnlehrbücher dem Lehrgange von den Lehrern selbst nach Beschluß ihrer Conferenz zu Grunde gelegt worden. Die Ergebnisse der gemeinsamen Thätigkeit des Lehrer-Collegiums in Bezug auf Lehrpläne des Turnunterrichtes werden in einer demnächst zu veröffentlichenden Schrift des Dirigenten der Turnhalle benutzt und zur allgemeinen Kenntniß gebracht werden. Bisher aber lag kein äußerer Grund vor, mit derartigen Arbeiten hervorzutreten, da niemals amtlich die Einsendung eines Lehrplanes gefordert wurde. Daß der Betrieb der Frei- und Ordnungsübungen als verfehlt und das Turnen in der Halle überhaupt als ein wüstes Durcheinander erscheinen sollte, ist schwer begreiflich, wenn man einerseits die wirklich sichtbaren Erfolge und Fortschritte bei sehr vielen Schülern erkennt, und andererseits von der festen und bestimmten Gliederung und Eintheilung der jedesmal turnenden Schülerzahl, wie solche Eintheilung aus den in der Halle aufgehängten Turnordnungen hervortritt, Notiz nimmt. Darnach ist die Gesammtzahl der Schüler auf Grund ihrer körperlichen Entwickelung und Fähigkeit, jedoch mit möglichster Berücksichtigung des Schulklassenverbandes und der kameradschaftlichen Zusammengehörigkeit der Einzelnen, zunächst in vier Züge, dann jeder Zug in zwei Halbzüge und jeder Halbzug wiederum nach der Zahl der Schüler in 2 bis 4 Riegen, die beim Geräthturnen an ebenso vielen neben einander stehenden gleichartigen Geräthen turnen, getheilt. Da jedem Halbzuge ein besonderer Lehrer vorsteht, so ist es diesem möglich, die einzelnen Schüler genauer zu beobachten, kennen zu lernen und ihre Fehler zu verbessern, als auf irgend einem anderen Turnplatze. Beispielsweise seien hier die Turnplätze in der Hasenhaide und bei Moabit erwähnt, die auf ausgedehntem, schwer übersichtlichem Terrain gleichzeitig mehr Schüler beschäftigen, als jemals zu derselben Zeit in der Halle geturnt haben. Und dabei waren auf jedem dieser Plätze früherhin nur zwei Lehrer beschäftigt, auf dem Moabiter Platze sind es gegenwärtig fünf. Beim besten Willen der daselbst beschäftigten wenigen Lehrer werden die Vorwürfe wirren Durcheinanders, der Unmöglichkeit, zu individualisiren und zu corrigiren, dort viel schwerer treffen, als in der Turnhalle. Wenn in der städtischen Turnhalle bei einzelnen Schulen die Disciplin anfänglich mangelhaft war, so ist sie durch die Bemühungen der Turnlehrer sehr bald gebessert worden, besonders in dem Falle, daß die Turnanstalt von Seiten der Schule Unterstützung fand. Leider haben nicht alle in der Halle turnenden Anstalten den Turnlehrern eine solche Unterstützung ihrer Bestrebungen gewährt. Dasselbe gilt auch von der Controle des Turnbesuches, die nur in den Schulen

Erfolg hatte, wo die Schule sich an der Controle energisch betheiligte, was in allen Schulen bis auf die Friedrich-Werder'sche Gewerbeschule der Fall war. Uebrigens ist der Betrieb der Frei- und Ordnungsübungen von den Lehrern der Turnhalle selbst nach reiflicher Ueberlegung dahin modificirt worden, daß in einzelnen Zug-Abtheilungen, selten in ganzer Masse geübt wird, und sind in Folge fortgesetzter Beobachtung allmälig für das Geräthturnen Aufstellungen der Schüler gewonnen worden, die auch bei einer großen Zahl Turnender eine klare Uebersicht über die Gliederung der Masse und genaue Ordnung möglich machen. Anerkennenswerth sind gewiß die ernsten Bemühungen des Lehrer-Collegiums, aus den gemachten Erfahrungen eine Norm zu gewinnen, die allen Anforderungen möglichst entspräche. Ungerecht aber würde es sein, von einer jungen Anstalt, die unter neuen Verhältnissen in's Leben trat und sich selbst die Normen und Formen ihrer Thätigkeit schaffen mußte, zu verlangen, daß dieselbe nach zwei Jahren ihres Bestehens in ihrer Entwickelung fertig und zu idealen Erfolgen gelangt sein sollte. Deshalb muß die Art, in der die ministerielle Untersuchungs-Commission ihre Thätigkeit entfaltete, auffallen. Denn ohne daß Wünsche oder Forderungen einer Aenderung des Betriebes gestellt worden wären, ohne daß nur das Lehrer-Collegium Kenntniß von den gegen die Anstalt gemachten Vorwürfen und damit Gelegenheit zu einer Meinungsäußerung oder Abwehr erhielt, wurde über die vom besten Willen beseelten Bestrebungen, deren äußerlich sichtbare Erfolge sich dreist neben die jeder anderen ähnlichen Anstalt stellen können, der Stab gebrochen. — Was übrigens die Ausbildung von Vorturnern betrifft, so ist eine solche trotz des vielfachen Widerstandes einzelner Schul-Directoren im Interesse der Sache unter mancherlei Hindernissen regelmäßig durchgeführt worden.

Es dürfte zweifelhaft erscheinen, ob die jetzt verfügte Veränderung des Turnbetriebes der städtischen höheren Schulen als eine Verbesserung aufzufassen sei. Zwar will man einen engeren Zusammenhang des Turnens mit der Schule erzielen, aber ob in dem früheren Verhältnisse, wo ein Turndirigent und acht Turnlehrer in Uebereinstimmung mit dem Director und dem Turn-Inspicienten, von denen letzterer stets auf dem Turnsaale anwesend war, nach einem gemeinsamen Ziele erzieherischer Wirksamkeit strebten, oder ob bei der neuen Einrichtung, wo ein nur lose dem Schulverbande angehöriger Hülfslehrer nach seiner einzelnen Fähigkeit und Auffassung die Verbindung zwischen Schule und Turnplatz — die auch künftighin noch räumlich getrennt bleiben werden — darstellen und erhalten soll, ob also in dieser oder jener Weise der innere Zusammenhang zwischen Turnanstalt und Schule besser gewahrt sei, das ist durch den Ausspruch der Untersuchungs-Commission allein noch nicht entschieden. Sicher ist es, daß nach der beabsichtigten Einrichtung einige Schulen ungünstigere Turnlokalitäten erhalten werden, und daß in diesen bei ihrer räumlichen Beschränkung die wechselseitige Anregung und der schöne Wetteifer, den früher das Turnen in größerer Zahl veranlaßte, nun auf ein geringes Maß reducirt sein werden. Sicher ist auch, daß die Erfahrung und der Nutzen für die Turnsache, welche aus der gemeinsamen Arbeit gebildeter, mit ihrem Gegenstande gänzlich vertrauter und für denselben begeisterter Fachlehrer gewonnen werden konnten — wie sie zum Theile wirklich schon gewonnen wurden — vereitelt sind. Aber die Anerkennung, welche bisher schon die städtische Turnhalle und ihre Lehrer erfahren haben, läßt hoffen, daß das allgemeine Urtheil über dieselben ein anderes sein werde, als das der Ministerial-Commission. Ist doch der Dirigent der Turnhalle, dessen frühere turnorganisatorischen Arbeiten die vollste Anerkennung der städtischen Behörden gefunden, zu Anfang dieses Jahres zur Abhaltung einer Turnlehrer-Prüfung nach Dresden berufen worden, haben doch Lehrer aus Kiel und Flensburg in der Turnhalle ihre Turnlehrer-Bildung gesucht, haben ferner doch die vorjährigen Programme der Louisenstädtischen Realschule und der Stralauer höheren Bürgerschule in sehr anerkennender Weise „die umsichtige Leitung, die Zweckmäßigkeit des Unterrichtes, die geschickte Behandlung der Schüler, die Ausdehnung der schönen Räume, welche die freieste und doch leicht zu beherrschende Bewegung gestatten," erwähnt und betont, und haben endlich doch mehr als zwanzig der namhaftesten deutschen Turnlehrer und Turner die Einrichtungen der städtischen Turnhalle Berlins, als des höchsten turnerischen Interesses werth, kennen zu lernen sich bemüht.

Diesen Anerkennungen gegenüber ist die gegenwärtige Be- und Verurtheilung der städtischen Turnhalle als eine Verkennung anzusehen, wie einer solchen alle — auch die besten — menschlichen Verhältnisse unterworfen sein können, die aber im nothwendigen Wechsel der Dinge wiederum der wahren Erkenntniß weichen muß. Hoffen wir, daß dieser Zeitpunkt bald eintrete!

FSC
www.fsc.org
MIX
Papier | Fördert gute Waldnutzung
FSC® C083411

Zeitfracht Medien GmbH
Ferdinand-Jühlke-Straße 7
99095 Erfurt, Deutschland
produktsicherheit@kolibri360.de